阅读成就思想……

Read to Achieve

U0385961

治愈性心理学系列

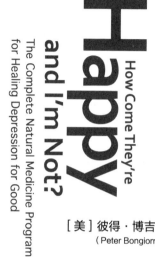

抑郁的真相
抑郁症的快乐自然疗法

［美］彼得·博吉诺 ◎ 著　　李晓露　徐逸庭 ◎ 译
（Peter Bongiorno）

中国人民大学出版社
· 北京 ·

图书在版编目（CIP）数据

抑郁的真相 ：抑郁症的快乐自然疗法 / （美）彼得
·博吉诺（Peter Bongiorno）著 ；李晓露，徐逸庭译
. -- 北京 ：中国人民大学出版社，2020.6
书名原文：HOW COME THEY'RE HAPPY AND I'M NOT?:
The COMPLETE NATURAL MEDICINE PROGRAM for HEALING
DEPRESSION for GOOD
ISBN 978-7-300-28075-2

Ⅰ．①抑… Ⅱ．①彼… ②李… ③徐… Ⅲ．①抑郁症
－自然疗法 Ⅳ．①R749.405

中国版本图书馆CIP数据核字(2020)第067951号

抑郁的真相：抑郁症的快乐自然疗法

［美］彼得·博吉诺（Peter Bongiorno）　著

李晓露　徐逸庭　译

Yiyu de Zhenxiang: Yiyuzheng de Kuaile Ziran Liaofa

出版发行	中国人民大学出版社		
社　址	北京中关村大街 31 号	**邮政编码**	100080
电　话	010-62511242（总编室）		010-62511770（质管部）
	010-82501766（邮购部）		010-62514148（门市部）
	010-62515195（发行公司）		010-62515275（盗版举报）
网　址	http://www.crup.com.cn		
经　销	新华书店		
印　刷	天津中印联印务有限公司		
规　格	148mm×210mm　32 开本	**版　次**	2020 年 6 月第 1 版
印　张	8　插页 1	**印　次**	2020 年 6 月第 1 次印刷
字　数	173 000	**定　价**	65.00 元

本书献给我所有的患者，他们是我最伟大的老师，感谢他们在我撰写本书的过程中所带来的灵感和帮助。能够每天聆听一群勇气可嘉的人，怀抱着希望与我分享他们的故事、恐惧、智慧和对生活的热情，我深感荣幸。感谢你们，也感谢所有遭受不良情绪挑战的人。我在此向你们致以我最崇高的敬意。

本书也献给每位为本书提供信息的研究人员，没有你们孜孜不倦地开展实验室工作，进行临床试验，本书不可能完成。

无可否认

世界上最好的六位医生

是阳光、水、休息、空气、

锻炼和饮食

这六位医生会好好照顾你

只要你愿意

你的大脑会得到放松

你的意志会得到修复

而且一分钱也不用花

——童谣《校园生活》（*School Life*），第四卷，1920 年

致谢

  感谢我最好的朋友、妻子、同事——自然疗法医生碧娜，是她帮助我处理其他事务，让我有时间完成本书的写作。

  感谢我的父亲彼得和母亲帕特丽夏，是他们让我能够抓住生命中的每个机会，去追随我的热情。感谢博吉诺家族、洛基迪塞斯、科波拉、扎克卡里亚斯给予我无尽的关爱。

  非常感谢帕特丽夏·卡帕斯和玛丽·珍妮·莱恩，是她们让该项目得以完成。感谢卡罗琳·平卡斯和 Red wheel/Weiser 出版社的每位成员，在他们的帮助下，我开启了一次驶向非学术出版界的处女航行，开始了一段美好而平静的学习之旅。

  还要感谢索菲娅，我的小摇滚明星。

声　明

　　本书为信息类图书，不可作为医嘱的替代物。若你有明确的健康隐患，或已出现任何令你感到恐慌或担忧的症状，请联系当地专业医护人员，寻求即时医疗救助。

推荐序一

当我受邀为李晓露和徐逸庭两位博士翻译的美国畅销书《抑郁的真相：抑郁症的快乐自然疗法》写推荐序的时候，我的脑海中出现的第一个想法就是："两位老师真是太棒了！她们把这么好的书引入中国，以帮助那些患有情绪障碍想要寻求帮助的人！"

与晓露老师的初识是 2017 年在美国拉斯维加斯举办的世界抗衰老医学年会上。我之前已经知道她是功能医学领域一位德高望重的临床医生，她经常会在微信群里分享功能医学专业知识，指导临床医生对患者的病情进行干预。在那次世界抗衰老年会上，我有幸见到了优雅美丽的晓露老师，和她一起参加了本书作者彼得·博吉诺博士的新书签售仪式。当时晓露老师就说要把这本畅销书引入中国。相信这本书的问世，将会为临床医生和情绪障碍患者提供更多行之有效的自然疗愈手段。

抑郁症已成为现代社会中影响人类生活的最严重的精神疾病之一，全球发病率高达 11%。在美国，抑郁症是主要疾病之一，影响了将近 2000 万的人口，使将近 10% 的美国成年人（18 岁及以上）深受其害。抑郁症对女性的影响（占比为 12%）接近男性（占比为 7%）的两倍，如果考虑到经济因素的话，抑郁症可谓美国十大需要昂贵医疗费的疾病之一，每年耗资超过 465 亿美元。而中国是全球抑郁症疾病负担较重的国家之一。据世界卫生组织（WHO）的报告，截至 2017 年，中国有超过 5400 万人患有抑郁症，占总人口的 4.2%。

如果明知自己患有抑郁症却置之不理的话，它将会影响人们正常的日常生活，对交友、婚姻等社交关系也会造成一定危害，严重的话，甚至会危及生命。

在这本书中，博吉诺博士通过对生活方式和营养进行干预来改变抑郁症患者的状况。他描述了抑郁症患者的症状及其生理机制，对自己多年的临床实践案例和经验进行了总结，并结合基础研究证据，为临床医生及患者提供了简单易行的自然疗愈抑郁症的七个步骤。通过均衡饮食、减缓压力、保证充足睡眠等建立健康的生活方式，阻断疾病的源头；通过重建消化系统、神经递质合成功能、肝脏解毒功能、荷尔蒙水平等达到多维度的生理平衡，从而调动患者的自愈能力，让其身心和谐愉悦，远离抑郁症的困扰。

感谢李晓露博士和徐逸庭博士的辛苦付出，她们将博吉诺博士的畅销书翻译成中文，让众多的中国抑郁症患者从书中学会应用自然的方法来疗愈抑郁症！帮助一位患者，不仅仅是改变一个人的健康，更是拯救一个家庭！

希望正在受抑郁情绪问题困扰的朋友们能拿起这本书，按照书中的方法逐渐行动起来，让笑容重新回到脸上，让身体重新焕发生机，发现原来战胜抑郁症也并非遥不可及……

中国健康管理协会功能医学分会副会长

王树岩医生　中国医学会健康管理分会功能医学＆抗衰老学组委员

美国功能医学研究院（IFM）会员及认证医生

推荐序二

2020 年是我们这一代人永远不会忘记的一年，新冠病毒席卷全球，我们调动一切力量应对疫情，放眼全球，中国的战"疫"打得最漂亮。全国人民步调一致，积极抗击疫情，在疫情面前展现出了不屈不挠和克己奉公的精神，各行各业通过发达的网络不断输出有效的方法。在这个过程中，大家彼此互相支持，互相鼓舞，传递着信心和希望，众志成城，一起打赢了这场战"疫"。

当人类无所顾忌地从大自然掠取，大自然就会向人类发出强烈抗议；当你无所顾忌地消耗自己，你自己就会向你发出抗议。因此，尊重自然、敬畏生命是人类的必修课。

每一次疫情的出现，在带来疾病、死亡与焦虑的同时，也伴随着医学的进步与发展，从而推动了生物进程的更新换代，并给人们带来了瞬间的领悟与觉醒。黑格尔说，人类唯一能从历史中吸取的教训就是，人类从来都不会从历史中吸取教训。比如，过度砍伐造成森林净化空气的能力降低，结果导致人类需要用自己的肺来过滤空气；对自然资源的过度开采犹如人类在地球上最后的狂欢，就像恐龙大肆啃食地球 1.6 亿年，然后在一个午后地球翻了一个面，这个物种全部变成了活化石；对于糖尿病患者来说，如果在平时的生活中稍微注意一点，只是少吃一点，多动一点，均衡一点，就不会有后面的禁食之苦。然而，最有趣的是，他们在没生病之前少吃一点儿都不行，患病之后，什么都不能吃居然也都行；我见过一个人抽了 40 年的烟，无论怎样都戒不掉，因一次急性哮喘发作急救之后，立刻戒了，再没吸过，戒烟一天就成功了。似乎不以重锤就难以敲醒混沌的人类，难以唤醒人类对自然与生命的敬畏与尊重。毕竟人类的破坏潜能与建设潜能都是无限的。

转眼间，时间已经来到了 2020 年，这是一个我们依然健康活跃的父母辈根本无法想象的时代，它蓬勃发展，几乎每天都万象更新。我们被时间带进这繁荣昌盛的新时代，技术先进，科技发达，我们变得富裕，但是我们也开始变得抑郁了。世界卫生组织宣布，2020 年抑郁症成为全球第二大疾病。2020 年看来真的是多事之秋，科技发展到了新高度，疾病也发展到了新高度。抑郁症就像一场心理瘟疫，悄然席卷全球，全球早已开始战"抑"了，却发现该病大有"星星之火可以燎原"之势。

抑郁的成因涉及遗传、早年生活环境、创伤事件等对大脑的综合作用，与当下的生活境遇、人际关系、性格特点、思维模式、情绪反应模式、身体健康程度，以及心理动力学所涉及的无意识领域，也有很大的关系。它是大脑代谢失常的表现，是将所有的愤怒转向了自己，它更是新时代对人类发起的挑战。从进化论的角度看，它体现了对时代变化的不适应性，它的出现在提醒我们，要懂得在纷繁变幻的世界里安放自己的内心，寻找到属于自己的生活主线，平衡自己的生活作息，懂得管理调养自己的身体，培养积极辩证的思维模式，始终保持主动学习，拓展内心对世界、对他人、对自我的局限认知，全面、整体地塑造自我，才能使我们的机体跟得上时代发展的步伐。也许对于有些人而言，只有抑郁之后才会开始思考和重塑自己，这对于适应生存推动进化有着重大意义，疾病从来都不仅仅是疾病，它还与痛苦和意义并存。

近些年，关于抑郁的书层出不穷，对于几乎每天都与抑郁症患者打交道的我来说，这些书籍的内容大同小异，乏善可陈。而《抑郁的真相：抑郁症的快乐自然疗法》这本书带给了我惊喜，让我眼前一亮，并不是说作者提供的方法有多么新鲜，而是他的视角，他的理念，我深以为然，这也正是我在临床工作中深有体会之处。我接触过处于各种各样抑郁状态的人，有些通过药物治愈了；有些一边进行药物治疗，一边进行心理治疗，也治愈了；有些没有用药，只做心理治疗，同样治愈了；有些不治而愈；而有些用尽了所有办法，却没有一点好转的迹象。于是我常常思考，它真的只是一种"病"吗？也许抑郁就是命运在和人类玩的一个优胜劣汰、适者生存的游戏。同样的症状，不同的人的治愈效果完全不同，关键不在症状，而在于人。不是所有的人都适用于同一种方法，解决问题的方法有很多种，随着科学研究的日新月异，每隔一段时间就会有一种新的方法诞生。一个人只要对解决问题的方法持开放的态度，即使当下处于抑郁状态，遇到再大的困难，也终将得以解决。

本书正是在这样的理念下提供了多元化、更快速有效的方法，除了常规的药物治疗、住院治疗和心理治疗外，作者提出了自然疗法的效用，包括中医、气功、针灸、按摩、营养、动静态运动、瑜伽、冥想、正念、宗教，等等，真是有一种"海纳百川，与天地万物融为一体"的感觉，让我隔空感受到了作者宽广的胸怀。我在临床工作中的理念亦是如此，我会根据抑郁症患者的情况，和他一起制定出适合他的整体方案，其中包括西医、中医、心理、运动、人际、读书、饮食，等等，充满了人情味和趣味。我从来不认为这是简单重复的工作，而恰恰认为它是根本无法重复的。

作者在这本书的开篇非常贴心地告诉读者，不需要把整本书看完，可以从第2章开始或只看第2章，第2章中有简单易懂的七步法，从药物、饮食、运动、睡眠、营养补充剂等方方面面给出了具体明确的指导。对于陷入抑郁状态的人来说，简单易操作是最实用的，否则根本不可能被看到，特别是其中所蕴含的希望对抑郁之人的影响是巨大的。这就是自然疗法——一种相信机体的自愈能力，通过促进机体的自然平衡，运用人类生活中的物质来促进健康，从而提供身体、情感、精神领域全方位的支持与照顾的抑郁症治疗方法。自然疗法是一种非常人性化的、充满艺术性的方法。人类在漫长的进化过程中，自然而然地会出现身体上、情绪上的失调，这就意味着一个人的身心与所处的环境之间的平衡被打破了。如果你的身体、心理和大脑都得到了补充，并进行调养生息，获得了平衡，变得强健，那么你自然就是一个具备对抗疾病和困难能力的人。同时，自然疗法本身就在传递着一种信念，那就是希望与资源其实就在你身边，你要学会与你身处的自然和谐相处。

我们这次战"疫"取得成功最主要的因素之一就是坚决做该做的事，似乎战胜了自己就能战胜"疫"情，而战"抑"何尝不是如此呢？抑郁症的治愈之道中蕴含着生存之道，它就在你的饮食起居中，它就在你沐浴的阳光雨露中，就在你每天的起心动念中，大道至简，而这一切的背后蕴含着你的生命状态，即一个人对待只此一次的生命的态度。

感谢中国人民大学出版社阅想时代公司的邀请与推荐，待此书出版后，我会在临床工作中将此书作为推荐书籍，为广大身处抑郁状态的人带去希望。

李剑

解放军总医院第六医学中心

推荐序三

近年来，中国经济得到了强劲发展，伴随而来的却是现代文明病的逐年激增。这就使得人们越来越重视诸如血脂异常、糖尿病、心脏疾病等慢性疾病，却忽略了对人类来说相当重要的一个方面——情绪健康。

在竞争日益激烈的当下，来自社会方方面面的压力与每一个人如影随形，情绪已成为影响人们健康的重要因素。在高压力的社会环境下，情绪健康管理是一个亟待人们重视的议题。过去，人们常常认为某人或者自己情绪不佳，是心里放不下、想不开，郁结在心，久而久之就变成了一种精神疾病。但这种情况真的只是"想不开"造成的吗？

现今有人将数万名患者的数据作为样本进行研究，剖析时下流行的情绪疾病，包括儿童孤独症、儿童多动症、成人忧郁症，甚至是情绪失调症等，研究结果表明，这些疾病中的大多数都是因"营养失衡"引起生化代谢失衡而导致的。此外，甲基化功能失衡、荷尔蒙功能失调、神经传导失衡、肠道菌丛失调及功能不健全，都是造成情绪健康问题的主因。

在上述的主因当中，没有任何一项是由于缺乏"药物"所造成的。这就是说，抑郁症绝对不是由于药物缺乏所引起的。在《抑郁的真相：抑郁症的快乐自然疗法》这本书中，作者彼得·博吉诺博士一再强调从生活做起，通过补充适当的营养素、建立健康的生活方式等，就能对抗情绪健康失调疾病。

非常感谢李晓露博士和徐逸庭博士完成了这本书的翻译工作，这本书中文译本的引进，将会引领中国人对于情绪议题的认知与了解迈向一个新的台阶。

中国台湾中华功能医学协会创会理事长

欧忠儒博士　中国台湾翰仕功能医学研究中心创始人

中国台湾翰仕整合功能医学中心创始人

关于抑郁症的简史

> 生活的目标是让你的心跳与宇宙的律动保持一致，让你的天性与大自然保持一致。

> 约瑟夫·坎贝尔（Joseph Campbell）

每天都有 1800 万美国人深受抑郁症之苦，该人数约占总人口的 10%，这还不算那 330 万遭受恶劣心境（慢性情绪低落）困扰的人。尽管美国有着令人惊叹的医疗制度，但到 2020 年，在美国乃至全世界，抑郁症已成为导致人们负担加重和伤残的第二大主要原因，仅次于心脏病。抑郁也是高、中、低收入国家女性患病的主要原因。

美国的医疗体系真的是"世界上最好的"吗

我说美国有着"令人惊叹的医疗制度"，实则带有挖苦的意味。在将近 20 年的研究、教学和临床实践中，我参加过无数次医学讲座。相当多的医生或管理者声称美国的医疗体系在"世界上首屈一指"。但我有必要让你和那些发言者了解一个小小的事实：世界卫生组织对全世界的医疗体系效能进行了仔细评估，并将美国的医疗体系与其他国家的医疗体系一起排名。你猜美国排在第几名？第一名还是第二名？前五？都不是！实际上，美国在191个国家中位列第37名，位于哥斯达黎加和斯洛文尼亚之间。为了获得如此备受推崇的地位，美国比其他国家人均多支出了250%——美国花了最多的钱才得以保持第37名的位置。此外，事实上，美国人的平均寿命似乎在下降。2005年，《新英格兰医学期刊》（*New England Journal of Medicine*）有史以来首次宣布新一代可能不如老一代活得久。哇哦！为什么美国花这么多钱，人们反倒活得更短呢？

本着平衡的精神，我来向大家好好解释一番。作为一名自然疗法的医师，我既不反对传统医疗，也不反对处方药物。如果现代医学知识能够被正确使用，就可以拯救人的生命——这一点毫无疑问。再来讲一个我的小故事：五岁时，我的颈椎骨上部长了一个良性肿瘤，导致颈椎骨被侵蚀。要不是依靠现代医学（麻醉、抗生素和高明的外科手术），现在我可能瘫痪了。那时我不知道自然疗法可能对我有帮助。正如我在纽约行医时告诉患者："如果你被公共汽车撞了，不要来我办公室寻求草药疗法、生活方式改变和几句安慰的话。相反，你该去医院，寻求一切高明的现代医疗护理。"但对于许多长期慢性疾病，现代医学似乎让我们大多数人大失所望，因为它从不追寻疾病的根源；相反，使用药物会掩盖症状，无法帮助身体自愈。

为什么你需要这本书

为什么你需要这本书？大多数人会产生这样的疑问：不用服用抗抑郁剂，就能恢复健康吗？在标准的医疗模式下，你可能会这么想，因为医生开的抗抑郁剂比世界上任何其他药物都要多。据艾美仕市场研究公司相关报告显示，仅在美国——一个拥有 2.81 亿人口的国家——2007 年抗抑郁处方药花费就高达 2.327 亿美元，大部分花费都是为了缓解症状，提供患者所期望的快速疗愈的效果。

不幸的是，抑郁症鲜有快速疗愈的。人类的大脑和情绪非常复杂。现在，一些研究人员认为，人们一提到抑郁症就好像提到了癌症一样，从某种程度上来说抑郁症可能就像一系列障碍，而不是单一的功能失调。这就是为什么有些抗抑郁剂对某些人（约 30%）有效，但对其他人（约 70%）无效。有些抗抑郁剂一时有效，过一阵子就不起作用了，也是同样的原因造成的。以被视为特效药的百忧解为例，在谷歌搜索"百忧解失效"，你会发现有超过两万个关于这个问题的条目。

大多数抑郁症患者会不幸地发现，仅服用药物通常不会让自己的病情奇迹般好转。实际上，尽管这种治疗方法非常流行，市场宣传也铺天盖地，但是抗抑郁剂对绝人多数人来说是无效的，它的副作用也比其声称的功效要强。

下面跟我一起来了解抑郁症简史，深入探究患上抑郁症的悲惨境地。

你被骗了

公元前五世纪，医学之父希波克拉底首次确认并开始治疗抑郁症。该疾病会让患者陷入无助和无望，甚至是死亡。凭借着自己的聪明才智，希波克拉底通过睡眠、饮食、草药和水浴等方法，成功治愈了这一具有潜在致命性的严重疾病。

随着时间的推进和科学的发展，社会变得越来越复杂，希波克拉底的医学也被电休克、叶切断术、访谈式疗法等新理论和理念所替代。然而，抑郁症依然是一个具有潜伏性和隐蔽性的疾病，尤其是因为患者及其家庭成员都会感觉羞耻，因而在很长一段时间治愈率相当低。

20世纪60年代初，人们研发出了特效药来与这种恶劣情况作斗争。这些特效药似乎具有奇迹般的疗效。对25%的深受抑郁症之苦的患者而言，这些药的治愈成功率高达90%。在接下来的30年里，这些药一跃成为所有药品中消费量最大的药品，年销售额超过200亿美元。

然而，即便在药物研制方面大获成功，大多数患者的情况也并未好转。2002年，世界卫生组织宣称抑郁症已经出乎意料地开始恶化。2008年，《新英格兰医学期刊》刊登的一篇关于抑郁症的研究的论文轰动了整个医学界，抑郁症恶化的原因也浮出水面。该论文透露，有关方面隐瞒了与抗抑郁剂疗效有关的事实，使大众无从知晓。那就是：在美国食物和药物管理局（Food and Drug Administration，FDA）进行的关于抑郁症药物疗效的研究中，有31%的研究论文被刻意雪藏。这些未发表论文的作者们勇敢地指出，那些已经发表的研究抗抑郁药有效性的论文错误地将研究结果歪曲成正面结果，即便真正的研究数据统计为负面结果。而且其他研究也已经证明了这些药物会导致产生一系列副作用：包括性功能异常、不孕症，肥胖和糖尿病，高血压和心脏死亡，未出生婴儿心脏缺陷，甚至自杀。2010年，研究者们最终决定采用公正的方法调查所有研究结果，他们在《美国医学协会期刊》（*Journal of the American Medical Association*）上发表文章称，尽管数以百万计的抑郁症患者服用这些药物，实际上，除了特别严重的案例外，这些药物对大部分人见效甚微，或者说几乎没有功效。尽管有了这一确切的研究，医学界仍继续使用相同的药物来治疗抑郁症。而且有一项研究更是加剧了问题的严重性，这是一项有两万人参与的研究，其发表在《临床精神病学期刊》（*Journal of Clinical Psychiatry*）上的研究结果表明，四分之一以上服用抗抑郁剂的美国人从未被确诊为抑郁症或焦虑症，因此他们可能会受到这些没有任何被证实功效的药物带来的副作用的影响。

是否听上去过于夸张，不像是真的？不幸的是，这一点儿也不假。那么罹患抑郁症或长期情绪低落的人应该怎么做呢？

这本书能给你带来什么

在本书中，我会为你们提供综合全面且易于遵循的解决方案，这些方案已经帮助了很多和你们一样深受低落情绪困扰的人。事实证明，最好的抑郁症治疗方法是将自然疗法和应用正确的传统方法结合起来的综合性方法。它可以在寻找抑郁症根源的同时，提供真正的、持续性的疗效。

本书是基于希波克拉底早已知晓的知识：自然疗法能够安全高效地治疗抑郁。但它并不是反对使用药物。我会讨论何时适当地使用药物，何时能够安全有效地将自然疗法和传统医学结合起来。我也会提到将两者结合起来的益处和潜在风险。然后，我会谈到如何使用综合性方法帮助你们安全摆脱处方药，同时还能避免抑郁症的复发。

我会告诉你为什么药物或任何单一的自然疗法很可能无法疗愈

你的情绪。情绪障碍不是由某种单一因素导致的，而是由许多因素导致的。这些因素在经年累月的协同作用下造就了你现在的情绪。

本着这种精神，我会向你解释炎症、消化问题、营养不良、精神压力、缺乏心灵关怀和疾病等多种潜在病因。我会向你推荐特定的实验室测试检测，让你进一步关注抑郁症背后的特定病因。然后，根据我们所发现的结果，我会向你的医生推荐治疗的细节，以便为你量身定制综合性治疗方案。当然，我会向你推荐适当的饮食、锻炼和其他自愈性治疗方法。如果你想进一步了解这些建议背后的研究，也可以浏览我的网站。

本书结构

尽管本书内容非常全面，但这是一本写给与抑郁症抗争的人阅读的书。这通常意味着他们精神不振、缺乏动力，所以内容最好浅显易懂。本书第一部分介绍了找到合适疗法的简单步骤。我会问你一些基本问题，给你提供最有效的建议，我会告诉你缓解情绪立即要做的几件事。一旦你感觉有所好转，就可以阅读本书的其他章节，获得更全面的支持。

你会了解到，在大多数情况下，抑郁是身体对外界压力或内在失衡的自然反应。我提供了很多针对你的身体状况的疗法，以便疗愈你的潜在疾病。你所产生的各种情绪都是有原因的，的确有确实可行的、自然的解决方案，让你有治愈的希望。

第7章
辅助抑郁症药物治疗的自然疗法　**181**

第8章

抑郁症的性别差异和老年抑郁症　　197

快速疗法：为什么他们快乐

HOW COME
THEY'RE HAPPY
AND
I'M NOT?

第1章

写给抑郁症患者的指导手册

> 绝大多数人对待办公手册就像对待软件说明书……没人会瞧一眼。
>
> 詹姆斯·莱文（James Levine）

如果你正在读这本书，也许是因为你觉得不快乐。因此，我会开门见山，尽量让这一章简明扼要。

除了感觉不开心之外，你读这本书可能还有另一个原因：因为在你身体和心灵的某处，你由衷地相信在这个世界上有更多的事等着你去做、去完成，但你的情绪不让你这么做。当你尝试了所有你读过的有关情绪疗愈的书籍中的方法，以及在网站上浏览过的、电视上看过的、从朋友或家人那儿听取的建议，经历过所有这一切之后，你希望这本书可以真正对你有帮助。

我写这本书的理由是：多年治疗抑郁症的经验告诉我，你有能力成为最好的自己。本书是基于我治愈成千上万名患者的经历，他们曾与你处于同样的状况。

现在你最不应该做的事就是费力地"啃"大量令人困惑的关于医学事实和药物抨击的书籍，或花大量时间去阅读那些已痊愈的人的故事。相反，你可能想要一些简单快速的方法，让你马上好起来。我对此有所了解，是因为我曾帮助过成千上万和你一样的人。

不要绝望！希望就在路上！

事实是，目前有许多关于抑郁症的好书，这些书都包含有用的信息。我认为受到挑战时，从多种视角收集信息，从不同的角度了解事物大有裨益。虽然这些都是好书，但这些书通常难以摆脱以下两种弊病：要么篇幅过长，包含太多读者不愿费力读下去的内容；要么忽略了重要的细节。

我真诚地希望并相信本书不会掉进这两个圈套中。本书是为罹患抑郁症和情绪低落的人写的，让他们能够先尝试迈出简单的几步，然后我会提供更加详尽的讨论和医学事实，待他们准备好之后，再提供要越过的重重关卡。

我所见过的许多抑郁症患者遇到的最大的问题是，没有动力开始并完成任务。他们在抑郁的时候，由于缺乏动力或难以逾越的身体症状，就连最简单的任务也感觉难以完成。

尽管抑郁症是一种很复杂的情绪疾患，但本书仍旨在提供尽可能简单的帮助，提供让抑郁症患者或被关爱的人体验快速缓解情绪的简单步骤。

首先请阅读第 2 章，它为任何想要获得更为健康的情绪的人提供了基本信息。尽可能多地尝试这些建议。如果你不想阅读本书的其他章节，那就只读这一章，尽可能多地完成这些步骤。我相信你不可能在一天之内完成所有步骤。不过没关系——重要的是迈出第一步。

如果有可能，我建议你和一个能给予你帮助的人一起阅读第2章，他能帮助你安排日程，检查你的进度。选一个你能够信任的人。如果目前你的生活中还没有这样一个人，那也没关系，你也可以自己完成。

读完第2章之后应该读哪一部分呢？要想弄清楚这个问题，请仔细阅读以下部分，找到最符合你的情况的描述。

- 15周岁及以上的男性或女性：首先通读第2章到第6章。如果你正在服用抗抑郁药物，再读第7章，最后读第8章"性别差异"部分。

- 老年人：首先读第2章，然后读第8章的"老年抑郁症"部分。如果你正在服药，再读第7章。最后，你可以通读第3章到第6章的所有基础知识。

- 所有正在服药的人：首先阅读第2章和第7章，然后从第3章开始通读本书的其余章节。

请注意，本书包含大量信息。

请不要担心你需要从头到尾一页不漏地把这本书读完；我不想让你感到很有压力。你可以慢慢读，直接跳到看起来对你最有用的章节。你可以分成几部分来读，每次只读一点点，按照你的节奏来。在你按照自己的节奏阅读本书时，随时可参考上面的框架。

请记住，你正在做一件非常了不起的事：你在阅读这本书，就表明你想要将自己的大脑和身体合二为一，成为一个能充分发挥自我最大潜能的快乐个体。你正在阅读这本书，就表明你想要好起来，这是你迈出的最重要（通常也是最难）的一步。

第 2 章

疗愈抑郁症的七步法

即使是在患难中，也要欢欢喜喜的，因为我们知道患难生忍耐，忍耐生老练，老练生希望。

《罗马书》（5:3-4）

尽管本书是我长达 17 余年的研究和临床经验的结晶，但我不打算在本章中对其中的细节做过多的阐述，而是直接提炼出真正奏效的快速指南。

可能你不能完成我在本书中建议的所有步骤，但请你尽力而为。任何一个步骤都将对你有帮助，而且做得越多，你就会感觉越好。随后，我会在本书中更详尽地讨论这些步骤，并为你提供能帮助你进一步好起来的其他方法。

第 1 步：决定是否应该服药

如果你正在服用抗抑郁药物，不提前告知医生就擅自停药，会不太安全。即便你觉得药物对你并没有什么帮助，最好还是继续服用，并告诉你的医生，你想尝试天然药物。如果你愿意，也可以与他分享这本书，这有助于你们之间的讨论。

如果你认为药物对你有帮助，那就是一件幸事。有些人的抑郁非常严重，以至于无法通过采用自然疗法来帮助自己摆脱这种现状。如果你属于这种情况，那么药物就对你有帮助。现在你可以从这本书中学习其他治疗方法，并将其付诸实践。随后，我们会教你一些方法，帮助你逐步安全地摆脱药物。

如果药物给你带来了副作用，你认为这些药让你感觉更抑郁了，请向医生反映你的情况。他可能会调节你所服用药物的剂量或更换药物。抗抑郁药物的典型副作用包括易怒、自杀倾向、难以入睡、过度饥饿、性欲丧失、体重增加等。越年轻，越有可能产生轻生的念头。如果你有自杀倾向，请立即求助医生或去医院，他们会帮助你。

如果你没有服药，请完成下面这个简单的小测试，它会帮你决定你是否应该服药：

1. 你的情绪是否让你无法好好照顾自己（例如，你不洗澡或不按时吃饭）？

2. 你的情绪是否让你无法工作或完成你维持生活必须要做的基本事项？

3. 如果你有孩子或依靠你的人，你的情绪是否无法让你好好照顾他们？

4. 你是否有过自杀的念头或生不如死的感觉？

　　如果你对上述任意一个问题给出的答案是"是"，那就应该马上与精神科医生或内科医生谈谈。作为自然疗法医生，如有其他选择，我不建议你服药——药物应当是最后手段。但会出现这样的情况：如果你没办法自愈，那从短期来看药物可能会对你有帮助。我的建议是：找一位有行医执照的自然疗法医生或者采用自然疗法治病的精神科医生，他不但会使用抗抑郁药物，还会采用本书中介绍的天然疗法。

第 2 步：请医生给你做几项检测

　　诚然，血液检查本身并没有治愈效果，但从特定血液检查中得出的信息却非常宝贵，因为它能让我们真正理解你体内和大脑中正在发生的事。血糖变化，某种营养素和荷尔蒙水平的变化，以及消化功能的改变都会对你的情绪产生显著的影响。血液检查项目表（见表 2-1）是一个非常有价值的工具，它能帮助你做出改善情绪的最好选择。复制这份血液检查列表，将其尽快交给你的医生。

　　在进行血液检测前最好禁食八小时——这意味着，在这期间你除了喝水，什么也不能吃。处于月经来潮期间的女性请告诉医生你的月经周期。如有可能，这类女性应当在月经来潮第一天抽血，以便对自身的雌激素和黄体酮的水平做出最佳判断。

　　血液检测结果能帮助我们确定你所需要的最适合的营养素。若你想要进一步了解如何解读这些血液检查结果以及如何根据个人需要做出决定，请查阅第 4 章。

表 2-1   推荐的血液检查

序号	检查项目
1	空腹血糖和血浆胰岛素
2	血液生化检测
3	血脂胆固醇检测
4	同型半胱氨酸
5	C- 反应蛋白质
6	全血细胞计数和血清铁检查
7	甲状腺激素全套检测
8	甲状旁腺激素
9	脱氢表雄酮和硫酸脱氢表雄酮
10	雄激素（睾酮）
11	雌激素和黄体酮（女性）
12	乳糜泻检测
13	血清肉毒碱
14	血清叶酸和 B$_{12}$
15	MTHFR 基因变异
16	血清 25- 羟基维生素 D
17	血清汞
18	ABO 血型和 Rh 血型

第 3 步：立即服用这些营养补充剂

维生素、矿物质和健康油脂类是机体产生化学反应所需的分子，这些化学反应不仅能协助机体保持健康，还能帮助我们获得能量、生产激素、平衡免疫功能。获得这些全面的营养素是促使身体和大脑朝着正确的方向快速运转的良好开端。

功能强大的复合维生素矿物质配方

神经递质是帮助身体细胞与大脑神经细胞实现高效交流的化学物质。交流顺畅时，你的情绪就会处于最佳状态。维生素是帮助身体形成所需神经递质的分子。需要特别指出的是，B 族维生素和镁对神经递质的形成至关重要。通常来说，内含粉末（相对于硬质片剂）的胶囊维生素质量更好，优质维生素每日剂量通常为 4~6 颗。遵照药瓶上的建议剂量随食物一同服用。

鱼油

研究表明，每日从鱼油中摄取至少 1000 毫克的二十碳五烯酸（EPA），有助于人们保持积极的情绪和整体的健康。目前可获得的最好的鱼油是以甘油三酸酯的形式存在的（可以在商品标签上找到）。由于油脂携带许多环境毒素，因此要确保鱼油是通过分子蒸馏的方式（应该也可以在商品标签上找到）获取的，并且是由信誉良好的公司生产的，这一点也很重要。我不建议你从大型连锁店购买鱼油。要记得反复检查保质期。

鱼油分为两种：胶丸鱼油和液体鱼油。液体鱼油开封后应置于冰箱内保存。如果你有胃病（许多情绪低落的人都有）或者鱼油会让你不舒服地打嗝或反胃，试试肠溶包衣鱼油，这种鱼油不会让你出现这样的情况。服用抗凝剂药物（有时也称作血液稀释剂）的人在服用鱼油前应当与医生确认。如果你对鱼过敏或是严格的素食主义者，你可能想试试来源于蔬菜的必需脂肪酸，如海藻油、亚麻油或含月见草或芝麻的复合欧米伽–3油。一般来说，蔬菜油功效不显著，但好过不服用任何健康油类。

维生素D

维生素D被誉为快乐维生素，其功能与体内的激素一样，对情绪有重要的影响作用。我在第2步中建议的血液检查包含25–羟基维生素D水平的检测，它是维生素D在体内存在的特殊形式。如果可以的话，最好先检查一下你体内的维生素D水平，然后再决定服用维生素D的最佳剂量。如果你没办法尽快检查你体内的维生素D含量，并且想赶快好起来，最简单的办法是每日补充4000国际单位的维生素D_3。如果你体内的维生素D含量偏低，它会帮助你快速提升体内的维生素D水平。维生素D随食物一同服用吸收效果最佳。

我们将在第5章进一步讨论所有这些补充剂和其他营养素。

第4步：让身体动起来

锻炼是强效抗抑郁剂。问题是如果你感觉很糟糕，你很难让自己有动力出去走走。现在，尽你所能每天锻炼25分钟，我们会在第6章进一步讨论动力。

最好的锻炼方式包括在阳光充足、树木茂密的户外散步，这也能让你心情愉悦。慢跑、散步、打太极也是不错的运动。如果你有身体上的限制，可以试试游泳或其他柔和的运动。我的一些不能行走的患者用台式手臂自行车来锻炼上肢。

对此，我们将会在第 3 章进一步探讨。从现在开始，尽你最大努力每天尝试一些运动锻炼项目。任何锻炼都会对你有帮助。

第 5 步：把这些食物加入你的日常饮食中

某些食物具有强大的令人心情愉悦的属性。如果你的日常饮食不包括这些"快乐食物"，那就尝试把它们加入你的日常饮食中。

- **水**：如果想让大脑摄入适量的氨基酸，水是必需的。每天至少要喝 60 盎司①水。你每天起床后要做的第一件事就是空腹喝一大杯水。

- **生坚果和种子**：一天吃一杯坚果和种子。杏仁、核桃、葵花子和南瓜子都不错。尽量不要吃烤熟的坚果。

- **鱼**：每周吃三次鱼。野生三文鱼或虹鳟都不错。如果没有新鲜鱼或不想下厨，罐装沙丁鱼或凤尾鱼也是不错的选择。

- **绿色蔬菜**：每天吃一份绿色蔬菜。一份相当于一杯生蔬菜或半杯熟蔬菜。一杯生花椰菜或生菠菜都是不错的选择。如果你不下厨，吃两棵生芹菜也行。

- **水果**：每天吃一份水果。

还有许多其他对大脑和情绪有益的健康食物。我们会在第 3 章进一步讨论。

---

① 1 盎司 ≈ 30 毫升。——译者注

第 6 步：保证适当时间的睡眠

睡眠对情绪有着重要影响。每晚应该睡 7~8 小时。如果睡眠时间不够，晚上尽可能早点上床睡觉，最好在凌晨之前。如果睡得太多，尽量制定一个上床休息的日程表，然后设定闹钟，使用轻柔愉快的音乐作为闹铃，让你每天早上按时起床。按照理想的睡眠时间表，每天晚上应在 10 点或 11 点上床睡觉，早上六点或七点起床。如果你难以入睡，试着让房间尽量处于黑暗的环境中，上床睡觉前至少半小时内不要看电视、玩电脑或发信息。

抑郁的时候，睡得太多或太少都具有挑战性。更多关于睡眠的信息详见第 3 章。

第 7 步：如果你正在服药，请增加这些补充剂

临床研究表明，服用抗抑郁药物的同时服用某些营养补充剂会对你有好处。在许多情况下，当单独服用药物没有效果时，添加这些补充剂能增强疗效。可以将下面三种营养素添加到你的药物疗程中去，既简单又安全。

- **叶酸**：每日 15 毫克。研究表明，B 族维生素能帮助那些服用药物没有效果的人。最有效的叶酸形式是 L- 甲基四氢叶酸，它比更常见的其他人工叶酸形式效果要好。

- **B_{12}**：每日 1 毫克（药瓶上可能显示 1000 微克，剂量相同）。研究表明，血液中的 B_{12} 水平越高，服用抗抑郁药效果越好。B_{12} 的最佳形式是甲基钴胺素。

- **锌**：每日 25 毫克。通常来说，抑郁症患者体内的锌含量偏

低。研究表明，摄入锌有助于改善患者的心情。

以上所有营养素均能随餐服用。

七大步骤清单

本章介绍的疗愈抑郁症的七个步骤可总结如下：

1. 请去看医生决定是否需要服药；

2. 请医生为你做血液检查；

3. 服用强效复合维生素（高质量）、鱼油（1000 毫克二十碳五烯酸，即 1000 毫克 EPA）和维生素 D_3（4000 国际单位）；

4. 每天锻炼 25 分钟；

5. 食物补充：水（每日 60 盎司）、生坚果和种子（每日一杯）、鱼（每周三次）、绿色蔬菜（每日一份）、水果（每日一份）；

6. 每天晚上 10 点或 11 点上床睡觉；

7. 如果你正在服药，每日加入叶酸（15 毫克）、维生素 B_{12}（1 毫克）和锌（25 毫克）。

心存希望

我已经见证了上述七个简单步骤帮助了许多像你一样的患者在几周内情况明显好转。我希望这些步骤能让你尽快好起来，也希望你会继续阅读本书的其他章节，进一步了解你自己的身体，以及从长远来看，如何让自己变得更快乐、更健康。你值得保持愉悦的心情并享受快乐的生活——而且你也一定能做到！

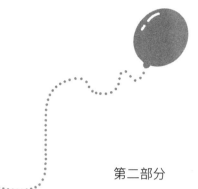

自然疗法行动指南

HOW COME
THEY'RE HAPPY
AND
I'M NOT?

第3章

改变导致抑郁症的不良生活方式

正面情绪，是的！今天你鼓励自己了吗？

普林斯（Prince）

好棒！你已经读完了第2章，并且开始尝试一些见效快的建议。你应该恭喜自己：下定决心让自己好起来。不管你信不信，下定决心并付诸实践可能是这个过程中最难的一步。因为你已经读到这里了，显然你已经迈出了最难的一步。请记住，你不需要把这本书从头至尾读下去。如果你感觉还不错，就继续读下去，跳过某些章节也没关系，你可以只选读你需要的内容。

让我们放眼全球，看看世界上哪些国家的人最快乐，这很有意思：2010年一项针对140个国家的盖洛普民意调查结果显示，丹麦、芬兰和荷兰是世界上最快乐的三个国家。这项民意调查询问了被调查者的个人幸福感和生活满足感。虽然新西兰等国人均财富有限，但依然位列前十。尽管幸福在一定程度上与财富有关，但对这些国家而言，显然金钱不是最大的影响因素。《英国医学杂志》（*British*

Medical Journal）上的其他研究显示，尽管人们想挣更多的钱，但他们并不一定会因此变得更快乐。

这项盖洛普民意调查继续解释道，社区活动（例如教会、社会组织和志愿者社群等）、家庭以及定期社交都会影响人们的幸福感。还有一个重要因素是工作与生活的平衡，尤其是避免工作过度。这让我想起了一句流传甚广的说法："美国人活着是为了工作，而欧洲人工作是为了活着。"这项调查结果中，欧洲占据了榜首位置，而美国甚至没能挤进前十（排名第十二），这正好印证了这句谚语。这也告诉我们，我们需要掌控影响幸福感的两大因素：社交和与生活平衡的工作。

你可能会说："如果不抑郁的话，我就可以好好社交"。 这也就是为什么我们需要进一步了解个人生理。本书是基于这样一种理念：自愈是身体与生俱来的能力（拉丁语术语为 "vis medicatrix naturae"）。我的大多数抑郁症患者来到我的办公室，打心底认为自己的身体无法自愈，并陷入了一种不可逆转的困境。我想让你明白，这只是一种感觉，而不是事实。快乐的人最终会明白，这种感觉是不对的，他们的身体和心灵能够重获新生。

你有没有注意到，当你不小心把手划破了——即使皮肤割破了，伤口深到出血，你的身体还是会修复这个伤口——不管你相信与否。这需要时间，要让营养素和血液流到伤口处，修补受损的血管和组织，最终皮肤会愈合。情绪也差不多，患上抑郁症，身体会处于一种非常困难的处境。只要获得了正确的支持，你的身体就知道该如何修复了。

没有患抑郁症的人是不是很幸运呢？

有可能的……但我的临床经验告诉我，你既可以为自己的身体提供疗愈所需的物质，也会收获很多的运气。

在本章中，我会向你推荐关于食物、锻炼、睡眠以及精神和情绪的理念，并予以解释，这些都会帮助你重建身体平衡。

培养健康的饮食习惯

听上去很简单，我们吃的食物、喝的饮料对我们的长期情绪和身体健康至关重要。虽然一些人并不把食物当作药，但我希望你能长期把食物当作你在恢复健康过程中最坚强的盟友。

希波克拉底曾说过："让食物成为你的药，让药成为你的食物"。就像许多至理名言一样，这一句话到现在依然站得住脚，即便在最近的 100 年里，我们已经不知道健康食物是什么了。事实上，我们已经错误地转向了有害的食物和饮食习惯。

那么，食物是如何改善我们的情绪和大脑的呢？

健康食物能够：

- 通过打开健康基因、关闭不健康基因，让身体获得平衡的信息；

- 给身体提供所需的营养素和辅酶因子，以生产保持愉快心情所需的化学物质和神经递质；

- 减少体内炎症，改善情绪；

- 平衡体内血糖，降低对情绪问题的敏感度；

- 让肠道排泄对神经系统机能产生不良影响的毒素。

那么，哪些食物是真正对身体有益的呢？

水

　　健康的身体和大脑需要大量的水。我的一位自然疗法尊师比尔·米切尔（Bill Mitchell）博士曾说："如果有人身体出毛病了，还不摄入足够的水，那就让他们服用药丸状的药草——任何一种温和的药草，然后告诉他们需要用一大杯水咽下，每日三次——大多数情况下，他们就会快速好起来。"这种略微有点狡诈的充满善意的建议可能适用于疗愈抑郁症。

　　人类大脑的 78% 是由水构成的。如果没有足够的水，大脑中部（我们称之为下丘脑、脑边缘和体觉区）过于活跃，就会导致应激反应和情绪低落：

水含量低→口渴→应激→情绪低落

　　色氨酸（一种必需氨基酸）传输到大脑需要水。色氨酸会转化为血清素，血清素是一种重要的神经递质，能让我们享受好心情，信心十足，保持积极乐观，保持耐心，帮助我们仔细思考。血清素水平适中，能帮助我们避免对甜食和碳水化合物的过度渴望，而这些也是导致暴食的原因。

　　我们应该喝多少水呢？一般来说，按体重来算，每 2 磅[①]体重需要喝 1 盎司水。所以，如果你的体重为 120 磅，你应该喝 60 盎司水。一个 200 磅重的人可以喝约 90~100 盎司水。

　　如果你不喜欢白开水的味道，可以喝花草茶。木槿茶具有纯天然的甜味，有助于平衡血脂。如果你感到焦躁不安的话，洋甘菊茶有助于舒缓情绪。我有许多患者喜欢喝花草浆果茶，配一点点蜂蜜。

---

　　① 1 磅 ≈ 0.454 千克。——译者注

一些患者用甜叶菊代替蜂蜜，这种药草虽带甜味，但实际上对平衡血糖有益。要避免精制加工过的糖或糖精。喝常温的水或热饮——从中医角度，冷饮被认为会"熄灭腹火"，终止消化功能。我们会在第 4 章了解到，要保持健康强大的消化功能，关键是长期保持心情愉悦。

把食物看作信息

在讨论完水的重要性后，让我们再来讨论一下我们每日摄取的固体物质：食物。

食物是蛋白质、碳水化合物、脂肪、维生素和矿物质的来源。身体需要利用这些物质来修复、构造、解毒和供能。你的身体知道如何解决这些问题，但需要合适的原料来完成。你可以把食物看作信息：就像计算机程序需要重要信息来维持正确的运作一样，你的身体需要从你吃的食物中获取正确信息。

如果你有了抑郁症状，很有可能是因为你的身体缺乏让你保持健康的营养素和信息。据发现，营养不足在抑郁症患者中是一种非常普遍的现象。例如，我们知道，体内镁水平偏低，会增加体内和大脑中的炎症反应，最终导致抑郁。80% 的抑郁症患者缺镁，喝矿泉水或吃唐莴苣、糖蜜、南瓜子就可以补充镁。镁是我一直以来最喜欢的营养素，更多关于镁的内容详见第 5 章。

一般来说，优质天然健康食品，包括各式各样的蔬菜、水果以及充足的纤维素和蛋白质，对身体和心理健康至关重要。由于机体承受巨大压力，那些抑郁症患者尤其需要这些。

一种标准美式饮食

那么，现代人得到他们真正所需要的营养素了吗？不幸的是，答案显然是否定的。大多数人遵循标准美式饮食（standard American diet, SAD）。恰如其名，该饮食无法提供人体新陈代谢所需要的高质量营养素（如维生素 B）和维护细胞健康的抗氧化剂（如维生素 E 和维生素 C），或提供制造情绪的神经递质所需的蛋白质和氨基酸（如色氨酸）。在 SAD 饮食中，蔬菜摄入量低，谷物中有价值的营养物质被去除了，所食用的农产品表面布满了农药，盛放食物的塑料容器会释放出毒素、污染食物。过度精加工食物缺乏营养素，无法向你的身体传递和天然健康食物同样的健康信息。农药和塑料增加了罹患肥胖症、心脑血管疾病和炎症的概率——所有这些疾病都增加了抑郁症的患病概率（更多有关毒素与抑郁症的内容详见第 4 章）。

我吃得健康，我就可以获取所需的营养素吗

研究表明，即便尝试健康饮食的人也有麻烦。美国糖尿病医学协会（American Dietetic Association）2006 年发表的一项研究对近 70 种日常饮食进行了评估，调查样本包括严格关注膳食摄入的优秀运动员、不进行体育锻炼的人，以及不关注健康的久坐人群。研究调查发现，所有被试日常饮食中的微量营养元素摄入量都低于每日 100% 推荐的摄入量。此外，活动量越大的人，营养素缺乏倾向越大。而且即便人们吃得健康，和几十年前相比，这些食物似乎还是缺乏许多相应的营养素。

地中海饮食是最好的饮食方式吗

我经常被问到："彼得医生，最好的饮食是什么？"

在回答这个问题之前，我要和你分享我的一个故事。

尽管医学院应该是一个了解健康的地方，但在西雅图巴斯蒂尔大学医学院学习自然疗法的第一年我感到压力重重，因为我在尽最大努力来掌握大量超出我学习能力的医学知识。于是我决定牺牲锻炼和睡眠的时间来学习。要阅读和记忆的内容相当多，而且我主要吃快餐，通常用碳水化合物来喂饱在寻找葡萄糖的大脑。虽然大脑仅占体重的 2%，但它消耗身体一半的能量。这就是为什么狂热的学生（一般来说是压力过大的学生）喜欢吃饼干、面包圈和蛋糕。讽刺的是，尽管我在研究健康，但我自己却变得越来越不健康。到了第二年，我出现了失眠、焦虑、经常性心悸发作、易怒等症状。尽管我不抑郁，但长达数月的失眠让我的情绪慢慢变得低落。

初夏，我那移民意大利的父母预订了一次前往西西里岛的旅游。知道我状态不太好后，他们邀请我一同前往。母亲说："你会好起来的——你应该来。"那时我的情绪非常低落，我以为前往距西雅图5000 英里 ① 的西西里岛只会让我感觉更糟糕，但是为了不让母亲难过，我便答应前往。

经过 16 个小时的旅途，途经纽约、罗马和巴勒莫，最后我在父亲沿海的家乡附近的西西里岛见到了我的父母。由于非常担心我，母亲做的第一件事——像任何慈爱的意大利母亲一样——给我做了一顿饭。这顿饭里主要有西西里橄榄油、新鲜鱼、当地种植的蔬菜、一小片新鲜手工面包和一点红酒。这里的鱼很新鲜，甚至不用放在冰块里保存——是在附近海域捕获的，用海草包起来，几个小时内就卖掉了。吃完以后，我做了任何西西里人都会做的事：在阳光下

---

①　1 英里 ≈ 1.6093 千米。——译者注

打盹儿。

到了第二天，我就像个孩子一样睡得很沉，焦虑和各种身体症状都消失了！这不是双盲安慰剂对照试验（一种用于验证某种特殊疗法的现代研究）。但现在回过头来看，我经常思考，是不是我需要的就是舒适的地中海阳光和美味食物——这种食物让我的祖先得以保持健康，这种食物是希波克拉底给他的患者吃的食物。

仔细思考一下：我熬过了在西雅图长达一年的灰暗时光，没晒过多少太阳，也没产生多少维生素 D。另外，我摄入的食物基本上也是一些让我快速获得能量的面包和饼干。在西西里岛，我长时间以来第一次享受阳光，摄入健康油脂类、新鲜鱼类脂肪酸和鲜活的绿色营养素，这一切都好像在告诉我："不要担心，你会好起来的。"

那么，现在来回答前面提到的饮食建议问题，如果我不认识某个人，不了解他的过去，我可能会向他推荐地中海饮食。然而没有哪一种饮食能够百分之百适合任何人，但我们有理由相信地中海饮食可能是疗愈情绪问题的最佳饮食选择。

地中海饮食研究

地中海是被西班牙、法国、意大利和非洲北海岸包围的水域。该地区以许多与健康情绪有关的美味食物和饮食习惯而闻名。

2009 年，西班牙政府资助了一项详尽的地中海饮食调研。在对 10 000 人开展长达四年半的研究后，研究人员发现那些将地中海饮食作为饮食习惯的人患抑郁症的概率减少一半。明确地讲，水果和坚果吃得越多，越不容易患抑郁症。同样地，摄入的豆类和橄榄油等健康油脂类越多，越不容易患抑郁症。研究人员声称，该饮食能改善血管内壁及其功能，降低炎症及心脏病的患病概率。所有这些功效都能减少抑郁症的患病概率。

地中海饮食定义

　　地中海饮食具有以下特点（带 * 标记的食物与较低的抑郁症患病率最相关）：

- 单不饱和脂肪酸在饱和脂肪酸中的占比高*；

- 酒精摄入适量；

- 豆类摄入量高*；

- 全麦谷物和面包摄入量高；

- 水果和坚果摄入量高*；

- 蔬菜摄入量高；

- 肉类和肉制品摄入量低；

- 牛奶和乳制品摄入适量；

- 鱼肉摄入量高。

研究人员声称：

　　神经元细胞膜是由脂肪构成的，因此你所摄入的脂肪质量对神经元细胞膜的质量肯定有影响，并且体内神经递质的合成有赖于你所摄入的维生素……我们认为最不遵循地中海饮食习惯的人会缺乏至关重要的营养素……然而，整体膳食结构可能比单一成分的影响更大。总的说来，地中海饮食模式中含有丰富的欧米伽 –3 脂肪酸和其他不饱和脂肪酸，抗氧化剂丰富的橄榄油，坚果，黄酮类，植物化学营养素丰富的水果，其他天然植物食物，以及大量天然叶酸和其他 B 族维生素，很有可能是这些营养素相互之间的协同作用对抑郁症起到了相当大程度上的保护。

咖啡

地中海地区的人也喝大量咖啡。一项 2011 年发表在《内科医学档案杂志》（*Archives of Internal Medicine*）上的研究表明，女性摄入咖啡越多，患抑郁症的概率越低。一项针对 50 000 名护士长达 10 年的研究发现，每天喝 2~3 杯咖啡的女性患抑郁症的概率减少 15%。每天喝 4 杯以上咖啡的女性抑郁症的患病概率减少 20%。然而，茶和无咖啡因咖啡对抑郁症的患病概率没有影响。尽管咖啡可能具有预防性，但它是否对已患抑郁症的患者有帮助，这一点尚不明确。同样，对男性的影响也是未知的。如果你有焦虑或失眠问题，尽量不要喝咖啡。

血糖策略

你知道一个人处于饥饿状态时，情绪是最糟糕的吗？你是否也是这样？饥饿和低血糖是触发人体内应激反应的原始信号。

同样，动物在低血糖时，也会不开心。这是一种进化机制，让寻找食物成为优先权。尽管这能让我们免于饥饿，但它也会引发焦虑和抑郁。对那些知道自己的情绪会受饥饿影响的人而言，每隔两三个小时加餐一次或吃点零食很重要。选择富含蛋白质的食物和零食（如抹上杏仁酱的苹果片），而不是纯碳水化合物（如饼干）。纯碳水化合物会让血糖急速升高，刺激人体分泌大量胰岛素，使体内的血糖迅速下降，甚至降到比最初还低的程度，结果适得其反。

以下建议能够帮助你很好地控制血糖。我建议你拷贝一份，随时备用。

- 如果你有低血糖，每隔两到三小时加餐一次或吃点零食。

- 主食应含蛋白质：鱼、草饲肉类、鸡蛋或含蛋白粉的奶昔；些许动植物油：牛油果、坚果油、鱼油、橄榄油或椰子。

- 零食建议：抹上杏仁酱的苹果片或芹菜，生坚果和种子搭配黑巧克力粒和有机葡萄干、胡萝卜和鹰嘴豆泥。

- 避免纯蛋糕、饼干和面包等纯碳水化合物。

其他对抑郁症患者的身体和大脑有益的食物

一般来说，健康饮食对大脑有益，某些食物能让情绪低落的人更快地好起来。下面我列举了部分我最爱的、有助于改善情绪的食物，以及被详细研究的健康食物。从现在开始，请让这些健康食物走进你的生活，让它们为你带来好心情。

松脆的蔬菜

你有没有在情绪波动的时候随手抓起一包薯片？之所以这样做是有原因的：嘎吱嘎吱的咀嚼声让我们心情舒畅。研究表明，咀嚼声传输到大脑，让愉快中枢释放出内啡肽，这可能是确保我们进食的另一种进化方式。尽管薯片不是最健康的选择，但因松脆的食物能平复你的心情，所以你还是可以利用这个机制让自己受益的。胡萝卜、甜椒、芹菜和其他脆脆的蔬菜都以同样的方式帮助人们减压。同样地，亚麻籽粉咸饼干和高纤维咸饼干等许多健康烘焙零食也能有同样的功效。生坚果也很棒。炒坚果虽然可能美味，但对大脑和身体却没那么健康，因为吸收了焙烧过度的油。你还应该注意的是，当你从垃圾酥脆食品中摄入过多卡路里时，心情会变糟。

健康松脆食物的建议

我们可以在日常生活中经常食用以下健康松脆食物：

- 小胡萝卜；

- 生坚果：杏仁、核桃、腰果；

- 生种子：南瓜子、葵花子；

- 亚麻籽咸饼干；

- 纤麸或全纤维咸饼干；

- 松脆的蔬菜：豌豆、胡萝卜、甜椒。

适合情绪低落者和抑郁症患者的超级食物

石榴

在 2004 年发表的一项针对同时患有抑郁症和骨质疏松症的雌鼠的研究中，研究人员发现摄入石榴萃取物的老鼠的情绪明显改善，骨质密度也恢复正常。已知石榴中含有具有弱雌激素作用的化合物（被称为植物雌激素），该化合物可能是造成老鼠行为改善、骨密度增加的原因。对同时患有抑郁症和骨质疏松症的绝经后女性而言，石榴可能是一种不错的水果。

生坚果

几千年来，注重健康的人都在吃生坚果。生坚果含有丰富的健康脂肪酸、蛋白质和矿物质。众所周知，坚果能减少炎症发生的概

率。一项研究发现，经常吃坚果的人血液中的 C - 反应蛋白（CRP，
一种与心血管疾病密切相关的炎症标记物）含量较低。与胆固醇相
比，CRP 能更好地预测心脏病。另外，坚果能大幅度降低白介素 - 6
（IL-6，一种导致炎症的分子）和血管黏附因子（该物质会导致血
管黏结和血栓形成）的含量。一般来说，抑郁症患者体内的 CRP 和
IL-6 含量相当高。坚果的好处可能在于其含有大量的脂肪酸和镁。
健康的生坚果包括杏仁、巴西胡桃、栗子和腰果。

蛋白质

　　我们的世界食物充足——以至于 60% 的美国人都有肥胖问题。
然而，来我办公室就诊的患者，很多人体内缺乏蛋白质。许多人就
是单纯地不吃含有蛋白质的食物——尽管我们会成吨地摄入碳水化
合物。而且，即便我们摄入蛋白质，这些蛋白质都是来自含有抗生
素和激素、谷物饲养的、久坐不动的动物，它们的肉富含饱和脂肪。

　　蛋白质是由氨基酸构成的，而氨基酸是神经递质的构成要素。
然而，如果蛋白质摄入过多，会抑制中枢神经系统中的血清素的产
生，这将对有肾脏疾病或肾脏功能低下的人造成影响。

　　因此，摄入适量的蛋白质至关重要。基本上，健康成人每日蛋白
质最低摄入量是每千克体重需要 0.8 克。例如：如果你的体重为 54.5
千克，那就用 54.5 乘以 0.8，得到所需的蛋白质是 43.6 克。如果你经
常运动，那么你需要补充更多的蛋白质，计算时可以将 0.8 换成 1。
职业运动员（奥林匹克运动员或专业运动员）应该将 0.8 换成 1.2。

　　蛋白质摄入量计算公式：

　　体重（千克）×0.8 克 = 你每日所需____克蛋白质

　　蛋白质的最佳来源包括鱼肉、草饲牛肉、自由放养的鸡，豆类

和豆科植物，以及一些大豆（如发酵纳豆和印尼豆豉）。

为什么草饲肉类如此重要？天然的、不含抗生素的肉类不够吗

人们普遍认为，与沿海养鱼场饲养的鱼相比，以海底的海藻和浮游生物为食的三文鱼等野生鱼类是更健康的蛋白质来源。这些鱼终生以海洋绿色生物为食，其肌肉中积聚了丰富的必需氨基酸，因此更健康。

然而许多人不知道的是，和野生鱼类一样，吃草的牛体内也积聚了同样的必需氨基酸。然而，如果给圈养动物喂食谷物和玉米，它们的肌肉组织中不会有同样的健康脂肪，而会积聚更多饱和的、不健康的脂肪。被称为"天然的"或"不含抗生素"的肉类只说明这些动物没有被注射激素或抗生素，让其长得更快（顺便说一句，世界上70%的抗生素都被用来加快牲畜的生长速度）。而那些被贴上"有机"标签的肉通常也来自谷物喂食的动物——而不是草饲动物。如果你在健康食品店专门寻找"草饲"，而不是"天然""有机"或"不含抗生素"的肉类，那你的大脑和心脏会因此感谢你。

我最喜欢的两种蛋白质奶昔配方

彼得医生的配方：

- 7盎司水或米浆；

- 20克蛋白粉；

- 1茶匙肉桂粉；

- 半杯冰冻有机蓝莓或越橘；

- 半个香蕉（冰冻的更佳）。

我的妻子碧娜的果汁朗姆酒：

- 20 克蛋白粉；

- 3 盎司低脂椰奶；

- 3 盎司菠萝汁；

- 半杯冰冻菠萝块或冰块。

一个美好的、有鱼腥味的、油腻的故事

一项针对 13 个国家的研究表明，鱼类摄入量高的国家抑郁症患病率非常低。鱼类中含有两类主要的健康欧米伽 –3 脂肪酸：十五碳五烯酸（EPA）和二十二碳六烯酸（DHA），这两类健康欧米伽 –3 脂肪酸在野生三文鱼、条纹鲈、鲭鱼、虹鳟鱼、大比目鱼和沙丁鱼中的含量尤其高。母乳中的 DHA 含量低和海鲜摄入量低均与产后抑郁症患病率高有关，DHA 摄入量高的地区抑郁症患病率低，二者有一定的关系。与没有患抑郁症的人相比，重度抑郁症患者的血细胞脂肪中的欧米伽 –3 脂肪酸（尤其是 DHA）水平明显不足。

在我们此前讨论过的标准美式饮食（SAD）中，健康欧米伽 –3 的鱼油含量低、欧米伽 –6 的脂肪含量高（欧米伽 –6– 脂肪存在于饱和脂肪和红肉类中）。欧米伽 –6 的脂肪在欧米伽 –3 的脂肪比例高的膳食会增加患心脏病的风险，导致情绪低落。在瑞士的一项研究中，研究人员发现老年患者的抑郁症状和炎症标记物随着欧米伽 –6 在欧米伽 –3 中的占比的增加而增加。他们总结称这种饮食不仅会增加心血管疾病的患病概率，也会增加抑郁症的患病概率。

因为大脑和神经系统是由脂肪和水构成的，所以摄入的脂肪对情绪具有重要影响。我强烈推荐在日常饮食中尽可能多地食用低温

初榨橄榄油等健康油类（被称作欧米伽-9脂肪或油酸）和亚麻籽油
（欧米伽-3脂肪），尽管亚麻籽油不应该被加热。有机天然食物和野
生鱼类是优选，因为其内农药和神经毒素含量较低，而农药和神经
毒素可能在导致某些抑郁疾病方面起到很重要的作用（更多毒素详
情见第4章）。食用氢化油、油炸食品和非草饲动物饱和脂肪都会增
加炎症的发生概率，不利于情绪健康。

边跑边吃有害健康

贺拉斯·弗莱彻（Horace Fletcher）说过："自然谴责那些不咀
嚼的人"，这句话提醒我们边跑边吃有害健康。为促进消化、保持良
好的心情，尽量在安静的环境中进食，好好咀嚼食物，这一点非常
重要。鉴于我们大多数人会不按时吃饭或在车里进食（顺便说一句，
在车里进食导致了80%的车祸），就这一种健康行为也能产生非同寻
常的效果。过去，美国人咀嚼25下之后才会把食物咽下去。现在，
美国人在咽下食物之前的平均咀嚼次数仅为10次。

如果食物没有被完全嚼碎，消化道的免疫系统会识别到大于正
常分子的物质，这些物质难以被吸收。这会导致免疫系统产生炎症，
进而产生细胞因子。细胞因子就像导火线——它们会引发炎症，甚
至会引起发热。当细胞因子一连串反应被启动时，经过肠道的血液
携带细胞因子进入肝脏，导致肝脏也发炎。让肝脏发炎的细胞称作
枯否细胞，肝脏将枯否细胞释放到血液循环中，其中有些细胞会到
达大脑。在大脑中，该信号被胶质细胞所接收。胶质细胞是大脑专
属的免疫细胞，能让大脑发炎，让自己不快乐。而大脑炎症是抑郁
症的主要成因。

综上所述，就是：

消化不良→肠道炎症→肝脏炎症→大脑炎症→抑郁

我们会在第 4 章详细探讨肠道炎症。同时，请记住任何健康饮食的共同点都是：先深呼吸，然后在放松的环境中进食。现在试着每吃一口东西咀嚼约 25 次，直到食物的质感变得难以分辨。正确咀嚼有助于消化，促进营养素被更好地吸收，降低消化道中的炎症反应。

暴食的渴望和食物上瘾

一般来说，我们觉得最美味的食物是那些富含脂肪、糖或盐的食物。我注意到我三岁的女儿索菲娅痴迷于炸薯条、饼干和薯片，尽管她的父母都是自然疗法医生。为什么会这样呢？因为她总是被这些食物吸引。

这些富含脂肪、糖和盐的食物成分会刺激大脑分泌多巴胺——一种使人感到愉悦的神经递质，作为一种进化生存机制，我们祖先需要利用这种机制在物资匮乏的时候来保持体重。从短期来看，这种多巴胺短暂的上升让我们感觉非常愉悦；同样地，可卡因也能让人感到一时兴奋。但和可卡因一样，长期摄入这些食物对健康来说是一种灾难。因为我们现在的食物太充裕，这种让我们免受饥饿的进化机制如今正在增加肥胖症、心血管疾病、抑郁症、糖尿病、癌症和许多其他被现代食物加剧的常见疾病的患病风险。

如果你持续摄入这些多脂、多糖、多盐的美味食物，就会产生一种习惯行为反应——甚至只是所渴望的食物提示（如一条巧妙的广告牌广告或电视广告）也会刺激你想吃的欲望。一旦摄入这种食物，你的大脑就会释放类似鸦片的化学物质来舒缓情绪。换言之，你上瘾了。每次上面所述的食物被提及，多巴胺和类鸦片物质创建的大脑回路就会一道被激活。不管你饿不饿，这种情况都会发生。

我们大多数人都会受条件性暴食的影响。15%的幸运儿身体系统内没有暴食这种机制，因此他们受到的影响较小。在原始社会时期，这些人可能会挨饿，但现在他们能控制自己对食物的反应，这是一大优势。

糖和高果糖浆

糖和高果糖浆（high-fructose corn syrup，HFCS）是食物上瘾现象的强有力推手——作用如此强大，导致软饮料中的HFCS成为美国卡路里的首要来源！这些糖浆会直接损害大脑功能，通过让你变胖，对你的身体也会产生间接影响。因此，体瘦的人和肥胖的人都应该远离这些甜食的诱惑。

升糖指数较低的食物（单位质量食物含糖较少）应该成为饮食的中心。蔬菜、水果、豆类、有机草饲瘦肉类、冷水性鱼类和全谷物是首选。

通过定期锻炼缓解抑郁

随着过去100年来现代医学和社会的进步，通过改变生活方式来缓解抑郁的方法几乎完全被遗忘。获得专利、销售药品的能力成了所有医疗干预形式中的王牌。大约2500年前，希波克拉底建议把定期锻炼作为治疗抑郁症的一种方法。从那以后，古今许多有常识、有学问的人都一直把锻炼作为预防疾病以及保持健康和幸福感的一种方式。

锻炼可能是我们可以拥有的最强大的抗抑郁剂。众所周知，我们可以通过减少焦虑、抑郁等负面情绪和提高自尊来改善自己的情绪，锻炼也能改善导致抑郁症的很多生物风险因素。锻炼能平衡血糖，增加好胆固醇的含量（你会在第 4 章进一步学习），使心脏和血管变得更健康。

锻炼和情绪

那么，锻炼是如何完成这些使命的呢？现代研究表明，锻炼的时候，我们的身体会产生有益分子，这些分子能修复受损的大脑，其中一种分子就是脑源性神经营养因子（BDNF）。BDNF 在刺激新神经元生长、神经信息传递通路，以及创造更好的情绪方面起着至关重要的作用。

海马体是大脑提供记忆、情绪、空间关系等的重要区域。长期压力过大的人海马体会萎缩。然而，锻炼能逆转这种萎缩。美国加利福尼亚州的索尔克研究所和几所德国大学在 21 世纪初开展的合作研究发现，自愿踩轮车的动物海马体内的细胞数量和体积都有所增加。

这种现象不仅体现在动物身上——这种近乎神奇的效应也体现在人类身上。2008 年的一项针对 6000 对双胞胎的研究发现，经常锻炼的人更开心。首次证明人的大脑内的神经再生（神经组织再生）可以通过锻炼来实现。发表于 2003 年的一项研究追踪了 11 位平时锻炼低于平均健身水平的人，让他们按照以下描述的方式每周锻炼四天，持续 12 周，结果显示，锻炼主要是针对海马体的一个叫齿状回的区域。随着年龄的增加，齿状回对情绪和记忆的影响非常重要。一些研究表明，当抗抑郁剂发挥功效时，很有可能在重建海马体——这种效应单单通过锻炼也能有效地完成。

促进大脑海马体再生长的新手指南

完成以下动作，每周四次：

- 在跑步机或固定式自行车上完成 1~5 分钟低强度热身运动；

- 2~5 分钟伸展运动；

- 在固定式自行车、跑步机、爬楼梯机和椭圆训练机（空中漫步机）上完成 3~40 分钟有氧运动；

- 4~10 分钟舒缓和拉伸运动。

锻炼比药物更好吗

为了比较锻炼和药物的益处，研究人员让 156 名重性抑郁症患者完成有氧运动或服用左洛复（Zoloft），或同时完成有氧运动和服用左洛复。四个月后，这三组患者的情况都有所改善，但 10 个月后，与药物组相比，锻炼组的复发率明显较低。此外，在随访期间自行锻炼的患者抑郁症几乎没有再复发。第二项研究是让 156 名 50 岁以上的患者完成规定的锻炼或服用抗抑郁药。起初，抗抑郁药组的恢复效果更好。但 16 周后，锻炼组获得了与药物组相同的缓解抑郁的效果。

如何让身体好起来

第 1 级

如果你之前没锻炼过，每天先在户外散步 30 分钟——如果你愿意，可以久一点。在清晨的阳光下散步非常有好处，因为你可以吸收阳光，训练你的生物节律，让你在白天精力充沛，在晚上睡个好觉。户外锻炼也能提高维生素 D 水平。

第 2 级

如果你之前锻炼过，那么你需要制订一个强度更大的锻炼计划。可以开始尝试前面提到的"促进大脑海马体再生长的新手指南"计划。

第 3 级

如果你已经在使用新手指南，想要尝试更多的锻炼，可以尝试使用自由重量器械和抗阻力健身器材来完成抗阻力项目练习，每周两次。第一天可以进行胸部、背部、肱二头肌、腿部和腹部一些部位的锻炼。第二天可以进行肩膀、肱三头肌、腿后肌、小腿和腹部的锻炼。如果可能的话，我强烈建议你请一位教练至少给你上几节课，教你正确的技巧和适合你身体的最佳锻炼方法。你可以每周完成四次新手指南上的练习，完成两次抗阻力练习，其中的一天可以休息。

***

你可能会想："我没办法运动。我能尝试哪种锻炼呢？"即便你身患残疾，无法出去散步，还是有各种方式可以锻炼的。一位患者、60 岁的"玛吉"来到我的办公室。尽管她在服用两种糖尿病药物，但她的血糖水平依然在 300 左右（正常范围是 70~100）。她同时患有抑郁症、高血压和糖尿病。在丈夫的搀扶下，她一步一步地走进了我的办公室。

她之所以来，是因为她的生活已经谈不上有什么质量了——多走几步就会头晕目眩。这让她没办法拜访亲朋好友，没办法做任何享受生活的事。我们减少了玛吉饮食中碳水化合物的摄入量，增加一天的饮水量。同时给她开了一些治疗糖尿病的自然疗法药草和营养素。了解到她的躯体活动受限，我建议她购买一个桌面运动单车锻炼手臂或者腿部，每天两次，每次 10 分钟。几个月后，让她增加了腿部的动作。随后过渡到户外散步一小会儿，然后增加散步时间，再到完成一些简单的抗阻力动作。

如今，玛吉只服用一种低剂量的糖尿病药，血糖也能维持在正常水平，能正常到户外散步，走访好友，甚至还能偶尔和丈夫一起去很棒的餐厅"大吃一顿"。当然，还有一些类似这样的单车适用于坐在轮椅上的患者。不管你的情况如何，只要你有一个身体部位还能活动，就能找到让你好起来的锻炼方法。

请记住，如果你准备开始锻炼，但你之前没有锻炼过，最好事先向你的医生咨询。很可能你的医生没有理由不让你锻炼，但你应该从对你而言比较安全的运动开始。据我的经验，抑郁症患者遇到的阻碍不是身体障碍，而是心理障碍——动力。我们会在第 6 章进一步讨论这一点。

让情绪好转的良好睡眠

一般来说，高质量的睡眠对良好的健康至关重要。虽然一些抑郁症患者睡得太多，但我所遇到过的绝大多数患者都睡眠不足。睡眠问题被视为潜在抑郁症的一大症状。在许多情况下，睡眠问题是抑郁症病发或复发的前兆。实际上，一项经由门诊医生的调查结果显示，30% 的患者被诊断出既患有失眠症，同时也患有抑郁症。睡眠中断或睡眠不足会影响身体的生物节律（也称作昼夜节律）。生物节律失衡会导致免疫功能下降，从而释放过多的皮质醇等压力激素。

为什么我们会失眠

约 20% 的抑郁症患者患有睡眠呼吸中止症，这是一种呼吸减少（呼吸不足）或停顿（暂停）的睡眠障碍。在这种情况下，患者会出现日间疲劳、交通事故和血压方面的问题。阻塞性睡眠呼吸暂停一般指气流中断长达 10 秒以上，伴随着血液中氧气浓度的减少，大脑监控氧气浓度的最原始部位让你暂时苏醒，寻找空气。有时候我会让患者问他们的伴侣，"我打鼾吗？或者我在睡觉的时候呼吸是否时起时停？"如果答案是肯定的，我可能会让这些患者去看肺科医生或者睡眠专家，进一步查明病因。

睡眠呼吸中止症的自然疗法可能包括减肥、呼吸系统支持或检测食物敏感症/过敏症（见第 4 章）。如果自然疗法不够的话，可以采用传统疗法包括夜间使用持续呼吸道正压疗法（CPAP）仪器。一些研究表明，仅使用 CPAP 仪器就能明显改善抑郁症症状，然而其他研究并未发现这样的功效。根据我的经验，尽管需要花一点时间来适应该仪器，但如果患者坚持使用，克服对该仪器产生的最初的不适，患者会逐渐变得精力充沛、情绪好转。这些好处远胜过最初使用该仪器入睡带来的不适。

你是夜猫子吗

暴露在强光之下会导致睡眠相位后移症候群（DSPS），这是一种常见但不为人所熟知的严重失眠症和抑郁症病因。我们的眼睛感知到黑暗的时候通常会释放一种名为褪黑素的激素。这种激素会帮助我们做好睡觉的准备，它也是有助于身体解毒的一种强大的抗氧化剂，尤其是在出现恶性肿瘤的情况下。

在恰当的时间释放褪黑素对于保持最佳情绪至关重要。否则，会出现昼夜节律方面的问题，如睡眠起始性失眠（晚上无法入睡）和早上醒得太早。一般来说，DSPS 患者夜晚比白天更警觉——他们自称"夜猫子"。你是这样的吗？许多人没办法早起开始一天的新生活——这些人想一直睡觉，一旦起床，他们一整天都会极度疲倦。DSPS 患者患抑郁症和人格障碍的概率非常高。

我们会在本章最后部分讨论如何调整这种循环。

保证夜间良好睡眠的八大步骤

根据我的经验，良好的睡眠质量是解决许多问题的关键，如免疫力低下、肌肉修复、情绪问题、消化不良……而且不止这些。如果你想晚上好好睡一觉，请尝试以下步骤。

第 1 步：查明你是否有睡眠呼吸中止症

问你的伴侣你是否打鼾。不过最好的办法是安装一个摄像头，录下自己睡觉的样子，以便自己观察。检查是否有严重打鼾和长时间呼吸暂停的迹象。黄金诊断法是去挂睡眠门诊，让医生在你睡觉的时候给你诊断。如果你有睡眠呼吸中止症，让自然疗法医生帮你减少鼻腔内的炎症，这通常是由食物过敏导致的。如果你超重的话，要减肥。如果这些方法仍不奏效，或者情况严重，建议你去咨询肺科医生或睡眠专家，了解更多关于 CPAP 仪器的信息，甚至考虑实施减少上呼吸道多余组织的手术。然而，我建议你在进行修复手术之前尝试更多的自然疗法。

第 2 步：子夜前睡觉（最好是在晚上 10 点前）

中国有句古老的格言："子夜前的一小时抵子夜后的两小时"。这句格言的出现比我们现在对褪黑素最佳释放时机的理解还要早。研究表明，褪黑素的释放在晚上 10 点左右达到峰值，然后迅速下降。在子夜前睡觉受益最大。同时，睡得越晚，身体释放的压力激素就越多。你知道的，熬夜的动物通常不是在逃命就是在忍饥挨饿——所以熬夜的时候，你就在向你最原始的大脑传达一种信息：出大问题了。这会成为压力的信号。如果你习惯在凌晨 1 点以后睡觉，你可能需要首先做到每周早睡半小时，让你的人体节律有机会得到调整。我建议你在理想的睡觉时间前半小时服用褪黑素补充剂，帮助你重建昼夜节律。

第 3 步：把所有灯光调暗

睡觉前至少 30 分钟避免强光。包括电脑、手机、平板和电视机的强光。强光会抑制褪黑素的释放（见图 3-1），让你的身体误以为

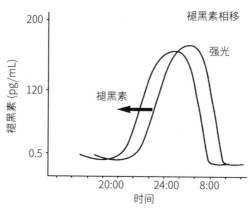

图 3-1　强光导致褪黑素释放得过晚

现在仍是白天，从而导致应激反应。

第4步：培养夜间作息习惯

　　一旦把灯光调暗，泡一杯舒缓情绪的茶，如洋甘菊或薰衣草茶。最好泡一小杯浓茶，小口喝，避免喝太多，半夜想上厕所。一段时间后，这种有规律的、健康的作息习惯会让你的身体变得平静放松，晚上也能睡得更好。

第5步：使卧室处于黑暗之中

　　褪黑素和人类生长激素等激素对修复和解毒至关重要。卧室太亮会抑制这些激素的释放。黄金法则是：如果把手伸到离你的脸1英尺①的地方能看得见手，那么房间就太亮了。用电胶布覆盖光源，使用紧闭的百叶窗仅让顶端漏出一条缝，让清晨的阳光能够照进来。

第6步：检查血糖

　　一些人睡觉前血糖会下降，结果使自己由于饥饿难以入睡。这表明你的肉体想要起来寻找食物。如果你也有这样的情况，试着在睡觉前几分钟吃少许含蛋白质和碳水化合物的零食。试试一小块火鸡配一片苹果，如果你是素食主义者，试试一片苹果配一勺坚果酱。

第7步：睡前日记

　　从情绪的观点来看，人类的身体不是为紧张忙碌的现代生活所设计的。通常来说，一天中最早的安静时光是我们躺在枕头上的那

① 1英尺 ≈ 0.3048 米。——译者注

一刻。问题是，如果我们的大脑想思考，它会利用这片刻的安静时光说："好吧，我抓住你了——就我们两个，没有什么能够打扰我们，让我们回顾几件事吧……"这时候你开始从大脑层面来处理你的工作、孩子、姻亲、资产问题，经年累月的关系、疏离的关系，车上的新凹痕、世界和平问题、第二天的行程安排，等等。

我有许多患者认为，在睡觉前用几分钟写一下第二天的待办事项很有好处。有些人也会草草记下经常困扰自己的事，这样我们就可以处理这些问题，并想出解决办法。可能你当时无法把所有问题都解决了，但如果你说服你的大脑认真地考虑这些问题，它可能会让你放轻松，睡个好觉。

第 8 步：如有必要，采用自然疗法助眠

尝试以上步骤两周，看看你的睡眠质量是否有所改善。如果这些方法都不见效，尝试服用褪黑素和西番莲草药补充剂，这是自然疗法中我最喜欢的补充剂。对经常想太多的人来说，西番莲酊剂或胶囊是一剂良药。研究表明，缬草也能有助于睡眠。如果你经常半夜醒来，睡觉前服用缓效型褪黑素（1~6 毫克）、左旋色氨酸（1000 毫克）和 5- 羟色氨酸（100 毫克）能帮助你进入沉睡状态。益母草 1∶1 酊剂（20~60 滴），加少量水混合后睡前服用对难以维持睡眠的人也是一种良方，但这种药剂不适用于甲状腺功能低下的人。

恰到好处的阳光是抑郁症的一剂良药

在上一节中，我们讨论了黑暗的重要性，现在我们来讨论一下阳光的重要性。在医学院，我的营养学老师、医学博士艾伦·加比

（Alan Gabg）向我们提及约翰·丹佛（John Denver）的一句著名的歌词："能沐浴在阳光中，我感到很开心。"显然，丹佛比大多数医生更了解阳光和维生素 D 对情绪的影响作用。就情绪而言，阳光和相应剂量的维生素 D 是功能强大的自然疗法。它们不仅有助于改善情绪，甚至还能预防前列腺癌、乳腺癌和结肠直肠癌。阳光通过我们的眼睛向下丘脑、大脑控制生物钟的枢纽、神经系统、免疫系统和荷尔蒙系统发送信号。下丘脑调节褪黑素分泌，影响我们的睡眠和清醒周期。获得均衡的阳光照射和黑暗的暴露有助于平衡昼夜节律，保持身体健康和良好情绪。

服用思瑞康的史蒂夫

一位同事把他的哥哥史蒂夫介绍给我。史蒂夫今年 47 岁，衣着得体。他来到我的办公室，告诉我他在 35 岁的时候患上了抑郁症。那一年他刚刚结束长达五年的令他痛苦不堪的婚姻。当时，他的医生给他开了思瑞康（即安非他酮），该药似乎能阻止抑郁症进一步恶化，但不能改善史蒂夫的低落情绪。最近一次最严重的抑郁症发作是在四个月前他去参加他母亲的葬礼，也就是他被辞退后的一个月。他的精神科医生在他使用了 11 年之久的思瑞康处方里加了欣百达。

史蒂夫来到这里的原因是失眠——他多次尝试安排工作面试，但失眠太严重了，他觉得自己没办法在面试中有正常的表现。他的精神科医生想加上思瑞康这种药性很强的抗精神病药。尽管这种药物用于治疗躁郁症和精神分裂症，但是它通常会阻断大脑的信息交流，产生一系列短期和长期的副作用，而史蒂夫想尝试其他方法。

> 我开始每周给史蒂夫做针灸,并且我们决定让他睡前 40 分钟用 3 毫克缓效型褪黑素和 1000 毫克色氨酸,用以取代思瑞康。一周后,这些方法见效了,但始终还是不能让他深睡来应付第二天的面试。随后,我们添加了缬草根萃取物,让史蒂夫每晚能安睡。这让他的抑郁症显著好转,他也重新开始了自己的面试之旅。

过去一个世纪以来,抑郁症的患病人数逐渐增加,而人类暴露在阳光下的频率也在减少。现代生活中,人们周围充斥着阳光屏蔽器:建筑物、空气污染、乘坐交通工具出行、衣服。而且皮肤癌的危险性让人们害怕阳光照射。躲避阳光能预防皮肤癌,但代价是滋生其他 55% 的癌症。2008 年刊登在《内科医学档案杂志》上的一篇文章称,血液中维生素 D 含量最低的患者死于任何原因的概率是正常人的两倍。

尽管现代人怕暴露在阳光之下,但晒太阳对我们身体的各个部位都是必不可少的,而不仅仅是我们的眼睛。另外,它更能让昼夜节律平衡健康。光感受器是我们体内感知光线、向大脑发射信号的化学分子。光感受器存在于眼睛里和膝盖后面。在一项研究中,科学家让患者仅将膝盖后面暴露在强光下,结果发现机体节律发生了变化。如果让更多的身体部位暴露在阳光下,情绪可能会得到调节。

让光芒普照大地

血清素是一种与平静、希望、乐观和爱等积极感受相关的神经递质。已知血清素浓度会随着强光的增加而增加,冬天血清素浓度会降到最低。研究发现,一种被称作血清素转运蛋白的大脑化学分子会结合血清素，降低血清素活性。在夜间和冬天，血清素转运蛋白会更丰富。

正如我们所讨论的，抑郁症与夜间褪黑素延迟释放有关。如果我们在深夜暴露在强光下，或睡觉太晚，就会出现褪黑素延迟释放的情况。研究对象为早晨型的人通常具有更健康的作息习惯——早起早睡。醒得较早的人更有可能暴露在早晨的阳光下，增加血清素浓度、减少早晨褪黑素分泌时长，减少抑郁情绪。

我是在美国西雅图上的医学院。西雅图全年平均多云天气为201天，局部多云天气为93天，晴天为71天。在我的门诊部，我们见过许许多多抑郁症患者和维生素D水平低的人（这很有可能是那么多西雅图人都爱喝咖啡的原因）。培训早期，我了解到，对一些抑郁症患者而言，晨间暴露在阳光下至关重要——尤其对治疗季节性情绪失调（SAD）。这种疾病的显著特征是：随着白昼的变短，情绪会变得低落。

可能是迄今为止最好的情绪研究

光照疗法通过减少晨间褪黑素分泌，让身体在夜间释放更多的褪黑素。在一项针对112名19~78岁女性轻度到中度抑郁症患者、为期八周的非常有意义的研究中，华盛顿大学的研究者让这些女性做了两件事：白天在户外轻快地散步，每周五次，并服用50毫克（含B_1、B_2和B_6）的多种维生素补充剂、400微克叶酸、400国际单位维生素D和200微克硒。对照组服用安慰剂，且不锻炼。锻炼且服用维生素的那组被试的抑郁程度得到缓解、整体情绪有所改善、抑郁症状有所减少，自尊和整体幸福感得到提高。在本次研究中，早晨的光照、锻炼和维生素有助于改善该组中85%的人的情绪，能起到比药物更好的效果。

我喜欢这项研究，因为这是为数不多的使用一种以上的自然疗法来帮助身体自愈的研究。这也是自然疗法药物发挥功效的方式。目前的科研大部分都集中在处方药物应用上。在研究自然疗法时，研究者通常对其进行单独研究，这意味着每次仅在抑郁症患者身上使用一种疗法。因此，与同时使用多种不同疗法相比，效果更小。但愿今后的研究会像这项研究一样，专注于多种疗法的组合。

为什么阳光如此有益

阳光具有抑制日间褪黑素分泌的功能，有助于形成健康的昼夜节律。除此以外，阳光的另一个对健康情绪有益的因素是维生素 D。阳光是由可见光、紫外线和红外线构成的。紫外线 A 和紫外线 B 两种波长能将皮肤内的胆固醇转化成维生素 D。

一项研究调查了紫外线照射皮肤对情绪的重要作用。在这项研究中，研究者让经常晒日光浴的被试在六周内使用两种不同日晒床。这两种日晒床唯一的差别，就是其中一张床的紫外线被过滤掉了。即便被试不知道哪张床有紫外线，他们称自己在有紫外线的床上晒日光浴时更加放松、没那么紧张。要是让他们选择使用哪张床晒日光浴，12 个人中有 11 个人会选择有紫外线的床。科学家认为紫外线将皮肤下的化学物质 7- 脱氢胆固醇转化成维生素 D_3。我们会在第 5 章进一步讨论维生素 D。

阳光中的红外线波长可能也有益健康。一项 2007 年关于动物的研究表明，如果将生活在持续性紧张环境里的动物暴露在红外线照射下长达四周，那么该动物发生抑郁的情况会延迟。这表明持续使用红外线照射有抗抑郁效果。我在办公室对患者进行针灸时，经常会同时使用一种叫做 TDF 灯的红外线设备来帮助他们改善情绪。患者告诉我，这种灯能让他们感到安全和滋养，还能保暖。

如何获取最佳的光线疗法

暴露在健康阳光下的第一步是投入大自然的怀抱，不管是在公园散步，还是晨间慢跑。如果天气允许的话，穿轻薄一点的衣服，让阳光"抚摸"你的皮肤。有报告称，每天充分暴露在阳光下（非太阳最烈的时间段）10~20分钟，有益健康，且不造成皮肤损伤。如果想知道皮肤是否过多暴露在阳光下，你可以透过一副质量较好的太阳镜来检查你的皮肤——如果皮肤微微泛红，就该遮阳了。一篇期刊论文称，在午间的晴空下让50%的皮肤暴露在太阳下20分钟就相当于摄入3000国际单位维生素 D_3。请记住，如果你是皮肤癌高危人群，可能要多加小心。维生素 D 补充和灯箱光线疗法可能是不错的选择。

如果有需要的话，第二步是光线疗法或灯箱疗法。这可以用于治疗抑郁症，尤其适用于秋冬季季节性情绪失调的治疗，尽管我也见过光线疗法成功治愈一般性抑郁症和睡眠问题的案例。适用于轻度到中度抑郁症患者的疗法有：每天早上用全波段光谱白光（功率为 10 000 勒克斯①）照射至少 30 分钟。目前所知光线疗法没有风险。

释放压力，重拾愉悦的心情

无论是与家庭、工作、人际关系还是金钱相关，压力是导致抑郁症的主要因素。这一点在书面文献和研究中不言自明。在动物研

---

① 勒克斯（lux）为照明单位。1 勒克斯 ≈ 683 瓦特／平方米。——译者注

究中，短期压力让我们对世界做出反应，这是一种健康的行为。但慢性压力（人类似乎会忍受这种压力）抑制了动物的能力，并促进与抑郁症相关的退缩行为。

作为美国国家心理健康研究所（National Institute of Mental Health）的研究人员，我专注于压力对动物的影响方面的研究。我了解到，如果你想让动物抑郁，你要做的就是连续几周每天给它施加压力。你可能会说"我知道那是什么感觉"。好吧，如果你的生活处于一种慢性压力中，那么你正在亲身经历抑郁的试验。

你可能想知道动物模式抑郁症的标准，那就是让动物随机经历严重及无法控制的压力，直到该动物感到绝望。通常，我在给医学院学生讲课时会向他们解释这一点，总之，不可避免的是，一些劳累过度的、忙碌的、半梦半醒的医学院学生或住院医生（他们来听我的课与其说是因为我的个人魅力，不如说是因为免费的午餐或晚餐）会举手说："嘿，这听起来就像我的生活。"

动物经历的慢性压力会引发与抑郁症患者类似的炎症特征和行为反应（我们会在第 4 章中进一步了解炎症）。感到有压力的动物不再喝甜水——这种行为改变与人体内的快感缺乏类似——无法体会到正常情况下的愉悦心情。快感缺乏是抑郁症的核心症状。动物的症状与人类的症状存在一定关联。这一假说认为，慢性轻度应激（CMS）诱发大脑奖励功能的变化，这与重度抑郁症的症状类似，即对奖励刺激的响应能力变弱。

另一种经典压力模型是让老鼠遭受轻度折磨，这种折磨不足以使动物受到伤害，但时间一长，会导致其情绪低落。具体来说，研究人员将老鼠单独隔开，对其足部施加轻微电击 10 秒钟，每分钟一次，共进行 30 分钟。然后，让这些老鼠在冰水中游 5 分钟，接下来的 24 小时不让其接触水，并让它们在温室中待 5 分钟，再让它们在不平稳的地上活动 15 分钟。最后，研究人员挤压老鼠的尾巴 1 分钟。在 21 天内重复如此施压 2~3 次。这种轻度折磨对老鼠的大脑和行为造成的功能效应与我们在人类抑郁症中看到的是一样的。设想一下，当自己遭受抑郁症折磨的时候，你可能想概述出你所遭受的曲折路径，这不是为了自怜，而是为了弄清楚如何打破这种循环。我们会在第 6 章中讨论应对压力的不同方法。

远离电视，让你更开心

电视对整个人类的精神和身体状态具有非常大的影响。从短期来看，看电视似乎能令人放松。一篇 2004 年发表在《神经影像》（Neuroimage）上的文章详细阐述了用功能性磁共振来监测看电视时的大脑活动性，发现幽默的电视节目能激活大脑中的岛叶皮层和杏仁核区域——平衡情绪的区域。不幸的是，长时间看电视似乎会引发一些问题：每天看电视超过 2 小时以及边看电视边吃东西会导致肥胖（美国 60% 的人有肥胖问题），同时会增加患上心血管疾病、癌症和糖尿病的危险因素。研究还表明，儿童每天看电视超过两小时后，每多看一小时，就会导致其在青年期出现抑郁症状的概率增加 8%。尽管许多人将没有时间作为缺乏经常性锻炼的主要原因，但每个美国成年人平均每天看电视的时间超过四小时。

一项基于 30 年以上全美数据的分析表明，看电视可能会让观众一时开心，但长期影响却不好。在这些研究中，研究人员让被试在 0（不喜欢）到 10（非常喜欢）的等级中对看电视做出评价，结果看电视得分接近 8。尽管如此，但似乎看电视给人带来的愉悦感非常短暂，甚至会给人带来不满。研究结果显示，不开心的人看电视的时间比开心的人多 30%。把受教育程度、收入、年龄和婚姻状况等因素考虑进去后，结果依旧如此。这些从约 30 000 名成年人中得到的数据让这项研究的作者得出以下结论：

> 从长远的观点来看，看电视并不能像参与社交活动或读报一样让人获得满足感。我们对快乐的人参与的 8~10 项活动进行了研究，从每项活动来看，进行的活动越多，人越快乐，比如走访好友、去教堂，等等。电视是一种展示消极人际关系的活动。不开心的人看电视的时间更多，开心的人看电视的时间更少。数据表明，看电视的习惯可能会让我们获得短期愉悦感，其代价却是长期痛苦。

用 T.S. 艾略特（T. S. Eliot）的话来说，就是"电视最伟大之处在于，它让数百万人因为同一个笑话而发笑，但依旧感觉孤单"。简而言之，快乐的人不怎么看电视。

＊＊＊

综上所述，本章讨论了连你祖母都已经知道的知识：良好的睡眠、健康的食物、锻炼、晒太阳都有利于健康，压力太大、多看电视都是不利的。我希望通过本章告诉你们，这些基本概念背后有着强大的研究支撑，并有疗愈最严重抑郁疾病的希望。我的愿景是：在未来的抑郁症治疗过程中，每位医生能够把这些作为优先建议，让每位抑郁症患者尽力去尝试。如果每个想要改善自己情绪的人能采取其中的一两条建议，那么对自己的病情也将大有裨益。

第 4 章

了解引发抑郁症的生理过程

情绪在身体的剧院里上演。

安东尼奥·达马西奥（Antonio Damasio）

你现在应该可以理解抑郁症几乎不是由单一的因素引起的；抑郁症是由多种因素造成的。简而言之，你可以把它们归结为两个因素：外部因素和内部因素。用汽车来做类比，外部因素包括劣质汽油、爱开快车的驾驶员、恶劣天气或路况等，时间一长，所有这些因素都可能会破坏一辆好车。内部因素就像由厂商失误造成的汽车零部件性能受损。再把情况变得复杂一点，显然身体的外部因素会使内部问题（如情绪）变得更为显著，而情绪问题反过来也会导致身体问题。

第 3 章讨论了我们如何改变导致抑郁症的主要的不良生活方式。这些生活方式的改变是通过转变大脑和身体的生理机能（也就是上文汽车类比中提到的外部因素和内部因素）来帮助机体疗愈和修复的。

本章专门讲解引发抑郁症的生理过程。然而，这些过程通常难以从外表观察到。本章讨论的问题并不像便秘那样显而易见，因此需要加以解释。本章会让你掌握一些知识来辨别和解决影响你的问题，这些知识甚至连你的主治医生可能都不知道。

检查影响你情绪的血项指标

在第 2 章中，我给了你一张血液检查项目列表，让你的医生为你做检查。做这些检查的目的是发现影响你情绪的指标。任何一项检查都对改善情绪至关重要。继续往下读，你就会了解做这些特殊检查的原因，以及基于这些检查结果你能做些什么。

检查：空腹血糖和血清胰岛素

1997 年，在马里兰州贝塞斯达的美国国家心理健康研究所的精神医学大厅，我第一次见到了后来成为我妻子的碧娜。我们在一起研究压力如何影响大脑和内分泌系统。初次约会的时候，我首先注意到，如果我们在餐厅等候时间过长，碧娜就会变得非常易怒，有点不随和，然后会变得消极，虽然平时她是一个积极乐观的人。这是因为血糖水平下降或上下波动给她的身体带来了压力，导致其情绪波动。

尽管许多人（如我的妻子）在没吃东西的情况下可能会有暂时性的情绪问题，但是一些血糖水平偏低的人可能是由于患有低血糖症。已知患有低血糖症的人患抑郁症的概率较大。约翰霍普金斯大学（Johns Hopkins University）2008 年发表的一项研究中，研究人员对重症监护患者进行了三个月的观察，他们检查后发现血糖水平低于 60（正常值为 70~100）的患者得抑郁症的概率为 360%。

即便有些人饮食习惯良好，吃得也够多，有时候还是会出现低血糖，这是因为他们体内的胰岛素水平过高。胰岛素是一种激素，这种激素将人们从食物（糖和碳水化合物）中吸收的葡萄糖运输到细胞内。胰岛素也负责储存脂肪，一旦失衡还会引发身体和大脑炎症。正如我们在第 3 章中所讨论的，大脑炎症会引起抑郁症。

血糖高或胰岛素高的人也容易患上抑郁症。一项针对 30 岁左右的成年人的研究表明，血糖或胰岛素水平过高，患抑郁症的概率会增加 150%~200%。

我建议你做血糖检测，是因为了解你的空腹血糖和胰岛素水平能帮助你更好地选择如何吃、如何锻炼、服用哪种补充剂来改善情绪。

如果你深受情绪和血糖问题的困扰，我建议你持续 24 小时监测血糖一到两天。你可以在我的网站（http://www.drpeterbongiorno.com/）下载血糖监控表，帮助你记录何时吃饭、吃了什么、活动情况以及血糖水平。如果你的血糖检测仪是新买的，或者你不知道自己的血糖仪是否精确，可以拿到药房让药剂师帮忙校准。你也可以带上它去做血液检查——采血员给你做完血液检查后，你可以用自己的血糖仪再次检查血糖水平，然后对比结果。

检查血糖的好处在于，让自己知道正常时间段的血糖是否太高或太低。虽然每个人的血糖水平都会偶尔波动，但血糖水平过高或过低的人容易出现情绪问题。如果你属于这类情况，那么以下信息对疗愈你的健康尤其重要。

如何治疗血糖失衡

禁食超过八小时血糖水平低于 70 或高于 120、餐后任何时间血糖水平高于 200，或血液检查结果显示胰岛素水平过高的患者，请遵循以下建议：

- 吃早餐。研究表明这个简单的做法能让人们在一天中保持更愉悦的心情；

- 少食多餐，一天中进食五次；

- 避免纯面食和碳水化合物食物（如面包、饼干、意大利面和蛋糕）；

- 交替进行力量训练和心血管锻炼，每周六次；

- 每日随餐服用 400 微克铬；

- 在食物中加半茶匙肉桂粉，每日一次。

不用一个星期，这些简便易行的生活习惯就可以改善由低血糖或高血糖导致的情绪低落，让焦虑或易怒的人平静下来，让抑郁的人振作起来。

血糖高的人也许患有糖尿病，已知糖尿病患者拥有更高的抑郁症发病率。如果你有高血糖或糖尿病，那么稳定血糖水平对治疗抑郁症和情绪问题至关重要。

生化检测

生化检测是一项针对各方面生理机能的广泛检测，能够使我们初步了解肺、肝、肾功能，并测量钙、蛋白质和电解质的水平。如果有多样功能检测异常，那要让你的医生去查寻潜在问题。任何这些生化检测异常都会引起临床症状，从而导致抑郁症。任何综合性血液检查都应该包括生化检测。

血脂检测

读到这个标题时，如果你想到了胆固醇，那就对了。血脂主要检查血液内的空腹基础血脂水平。心脏病科医生和家庭医生通常会检查这几项，以确保其水平不太高，但也不能太低。让我来进一步阐明。

我发现很多抑郁症患者的总胆固醇水平低。尽管你的精神病科医生或心脏病科医生可能不这么认为，但研究结果一目了然。胆固醇是一种重要的情绪分子，之所以这么说，主要有两个原因：它有助于类固醇激素的产生，帮助大脑识别和利用血清素。就像身体内许多重要分子的母体，胆固醇是所有类固醇激素的前体，包括糖皮质激素（调节血糖）、盐皮质激素（维持矿物质平衡和调节血压）、性激素（对情绪至关重要，这一点我们还会讨论）。低胆固醇可能会限制你体内甾体化合物的利用率。维持正常的胆固醇水平对大脑内受体识别血清素的功能也很重要。

他汀类药物对抑郁症的影响

尽管抗抑郁剂是美国使用最频繁的处方药，降胆固醇药物却是美国、乃至全世界最挣钱的药物。为了迎合降低心脏病发病率的市场利益，后来高胆固醇的界定范围被调低了，以便让医生能开出更多处方。然而，越来越多的医学研究告诉我们，胆固醇水平越低，我们的情绪就会变得越糟。

作为他汀类药物，抗固醇药物通过抑制参与人体内胆固醇形成的关键酶而发挥功效。实验室测试结果表明，他汀类药物能显著对血清素细胞受体的结构和功能造成干扰。研究人员在向经他汀类药物处理的细胞中加入胆固醇后，这些细胞又恢复正常，并对血清素做出生化反应。

另有研究表明，他汀类药物还能降低大脑中必需的多不饱和脂肪酸。一些研究证明产后低胆固醇与抑郁症症状有关，并会增加抑郁症的复发率。

让你体内的好胆固醇变得更好

低水平的高密度脂蛋白（HDL——好胆固醇）是心血管疾病的已知风险因子。HDL 将坏胆固醇从动脉壁带走，有助于清除毒素。重度抑郁症患者体内的 IIDL 水平偏低，有自杀倾向的人更低。一项观察 HDL 水平与情绪之间的关系的研究得出结论：HDL 胆固醇可以作为重度抑郁症和自杀行为的指标。

如何治疗低 HDL

传统医师认为 HDL 水平在 40 以下为低 HDL，我建议 HDL 水平低于 60 的人群要提高 HDL 水平。这可通过戒烟、锻炼身体、服用鱼油等自然医学疗法实现。适度饮酒（每日 1~2 杯）也能帮助提高 HDL 水平。有助于增加 HDL 水平的食物包括橙子、黑巧克力、特级初榨橄榄油、木槿和红茶等。纤维素补充剂 β–葡聚糖也能提高 HDL 水平。我的许多健康患者的 HDL 水平高于 100——截至本书写作之时，我知道 HDL 水平偏高没什么可担心的，似乎 HDL 水平越高越好。

同型半胱氨酸

同型半胱氨酸是心血管疾病的独立风险因子，也是广为人知的炎症标记物。一些医学专家认为，作为炎症指标，它比胆固醇更精确。该氨基酸的血浆水平通常随着年龄的增加而升高。一项针对3752 名 70 周岁以上男性的大型研究表明，高同型半胱氨酸与抑郁症患病风险显著增加有关。该证据表明低水平同型半胱氨酸可能会降低老年抑郁症的患病概率。

　　研究发现同型半胱氨酸血症（血液中同型半胱氨酸水平较高）会导致 S- 腺苷 –L- 蛋氨酸（SAMe）[1] 含量降低。SAMe 降低会影响大脑合成神经递质的能力，从而对大脑脂肪和神经产生负面影响。高同型半胱氨酸与动脉损伤有非常密切的关系，从而引发动脉粥样硬化、心血管疾病和抑郁症。这也许说明了为什么抑郁症患者患心血管疾病的风险较高，反之亦然。

　　同型半胱氨酸—抑郁症之间的联系如下所示：

高同型半胱氨酸→低 SAMe →低神经递质，

受损神经和血管→抑郁症和心血管疾病

如何治疗高同型半胱氨酸

　　关于使用自然疗法（比如维生素 B、叶酸和三甲基甘氨酸或甜菜碱补充剂）是否能有效降低同型半胱氨酸水平，最终预防心血管疾病，众说纷纭。然而，对我来讲，SAMe 和叶酸显然能改善抑郁，因此，对于高同型半胱氨酸患者，我通常建议按以下方式服用。

- SAMe: 最初两天，每次服用 200 毫克 SAMe，一天两次；第3 天每次剂量增至 400 毫克，每日两次；第 10 天，每次服用400 毫克，每日三次；最后，每次服用 400 毫克剂量，每日四次。

---

① SAMe 是一种能有效治疗抑郁症的化合物，相关信息详见第 5 章。

- 含叶酸的 B 族维生素：每日服用含 800 微克叶酸（L-5-甲基四氢叶酸）的维生素 B。若你服用的处方药无效，可将叶酸含量增至 10 毫克。

- 甜菜碱（也称三甲基甘氨酸）：每日服用 3600 毫克。

梅尔的抑郁症和同型半胱氨酸及解决方案

51 岁的工程师梅尔来我的办公室治疗顽固性抑郁症。大约 12 年前，梅尔入职一家工程公司，随后他经历了第一次抑郁症发作。他在公司的工作状态变得不稳定——就连画图纸这种简单的任务对他来说都变得很困难。正如梅尔所描述的那样，他试图"躲起来"，尽力摆脱这一切。那时，他意识到，他对自己的生活状态不满意，也开始质疑自己的家庭生活。

医生给梅尔开了百忧解，让他的症状在几周内得到了缓解。他也开始寻求心理疗法，心理治疗师提供了帮助梅尔重回工作岗位的手段。梅尔继续服用百忧解，大约在我们初次见面的前两个月，他突然有了轻生的举动。幸运的是，他没有成功，但抑郁变得更严重了。医生给他开了丙咪嗪，这是一种适用于重度抑郁症的药物。

第一次见面时，我问梅尔第一次抑郁症发作期间到底发生了什么。起初他想不起来，他说："时间太久了，我甚至没想过这个问题。"待我继续询问，他想起来是因为一份"无法让他有激情而每天都不想去上班"的工作令他很痛苦——最近一次自杀未遂也是由这种相同的感觉引起的。

我向梅尔解释道，我们需要探究这种对工作重要性的感受和顾虑。多年来，他的身体一直在压抑这种感觉，但现在锅已经沸溢了。从某种程度上来说，明白这一点是件好事——现在梅尔有机会意识到自己的顾虑，并做出积极改变，从而享受日常生活。梅尔不知道自己喜欢什么，所以我告诉他并不需要为每个问题找到答案——只需要开始。我问他以前喜欢什么，他提到喜欢看最爱的棒球队的比赛，给孩子做巧克力煎饼。我帮助他制订计划，每周安排一场棒球比赛，做一次早餐。

我还让梅尔服用鱼油和复合维生素，并对他实施了针灸疗法，这有利于他的肝脏和脾脏的健康。在进行第一次针灸疗法时，我点燃了鼠尾草，并向他解释了印第安原住民的鼠尾草仪式（有关鼠尾草的详情见第 5 章）。

梅尔第二次来的时候，我注意到他的脸上有一丝微笑，身上散发出一种活在当下的感觉，这是我们第一次见面时他身上所没有的东西。他依然抑郁，无法面对工作，但他告诉我他想过要改变，尽管他知道这很难。这是这么长时间以来他第一次感觉到希望。

第三次来的时候，他抱怨称自己更加焦虑，胃里有一种"被卡住了的感觉"，但他依然称自己和几个朋友一起开玩笑，开怀大笑——好长时间没有这样笑过了。那次见面，我们还向他解释了实验检测结果，包括高同型半胱氨酸水平、低雄激素水平、低总胆固醇、血清肉碱在正常范围下限，以及意外发现维生素 D 水平过高。在本书写作之际，我正打算让梅尔服用降低同型半胱氨酸的补充剂（B_6、B_{12}、甜菜碱和叶酸）和 SAMe（每日两次，每次 200 毫克）。至于低雄激素水平，我会让他去看内分泌学专家进一步了解原因，并考虑使用雄激素皮肤药贴。

我认为他对工作的厌恶以及一份不称心的工作带给他的束缚感，让他的情况变得具有多面性。他的高同型半胱氨酸和低肉毒碱、低雄激素是严重抑郁的迹象。当我们努力平衡这些生理因素时，他对抑郁症的抵抗应该变得更强大了。

C– 反应蛋白质

与同型半胱氨酸类似，当免疫系统积极参与炎症反应时，C– 反应蛋白质（CRP）就会上升。这些炎症会损伤你的动脉和神经系统，引发抑郁和心脑血管疾病。

当 CRP 水平增高时，意味着机体正在发炎，你的情绪会变得越来越糟。有研究显示，CRP 水平高与男性和女性的抑郁症都有相当大的关系。

如何治疗高 CRP

我们可以通过以下几种方式来治疗高 CRP。

- **锻炼**。先从每周步行三次、每次 30 分钟开始锻炼，再逐渐增加时间。

- **减少过度烹调食物的摄入**。高温烹调食物中的晚期糖基化终末产物（AGES）会提升 CRP 水平。摄取更多生的、少烹调的食物（水煮或清蒸）有助于降低 CRP 水平。

- **多服用膳食纤维和车前子籽壳**。扑灭炎症之火的第一站是消化道，因为 80% 的免疫系统存在于消化道中。就和使用灭火器内的泡沫状物质来熄火一样，定期摄入优质纤维素能够缓解肠道炎症,清除残余物质。我建议每日摄入 25 克纤维素。在 8 盎司水中加入一茶匙车前子籽壳可以获得约 5 克纤维素。每日两次,早晚各一次。剩下的日常纤维可以从新鲜水果、蔬菜和亚麻籽粉中获取。

- **服用鱼油**。每日一茶匙,平衡体内炎症。
- **服用维生素 C**。每次 500 毫克,每日三次,可以降低 CRP 水平。
- **服用维生素 E**。每日 1200 国际单位。

全血细胞计数和血清铁检查

全血细胞计数是用来检测红细胞和白细胞的健康状态。红细胞将氧气输送到全身,保持组织的活力,让你精力充沛,情绪高涨。白细胞构成了你体内的免疫系统“军队”。如果你体内的携氧红细胞不足,那你很容易就会变得抑郁。

铁也很重要,因为红细胞中的血红蛋白是运输氧气的载体,而铁是血红蛋白的重要成分。如果你体内的红细胞数正常,但是铁不足,你依然会感觉疲倦。如果你有患抑郁症的倾向,低铁足以引起抑郁。

贫血症

贫血症这个术语适用于以下人群:

- 红细胞低的人;
- 血红蛋白(携氧红细胞内的分子)低的人;
- 血铁(血清铁)或铁储量(铁蛋白)低的人。

贫血会让人变得虚弱,无精打采,工作效率降低,影响人的身体健康和情绪健康,妨碍人仔细思考的能力。所有这些负面影响都会导致焦虑症和抑郁症。你出现过上述任何症状吗？

在一项研究中，研究人员对 134 名过度疲劳的女性进行了调查，结果其中大部分女性都存在铁蛋白（铁储量）低的问题。研究人员将这些志愿者分成两组：一组服用铁补充剂，而另外一组服用安慰剂（为不含铁的惰性物质），每日服用，连续服用四周。她们都不知道自己服用的是什么。一个月后，服用铁补充剂的小组的被试的疲劳感减少了 29%，而服用安慰剂的小组的被试的疲劳感减少比例仅为 13%。

尽管服用铁补充剂的小组获得的功效是服用安慰剂的小组的两倍，但该组 71% 的女性的情况并没有好转。很可能是与其他原因有关——血糖可能是其中一个因素。我们必须记住：对于大多数疲劳和抑郁的案例，要解决的都不止一个问题。对 29% 的女性来说，铁可能是唯一的因素；对 71% 的未恢复的女性来说，还需要解决我们在本书中讨论的其他问题。然而仅靠解决一项因素就获得将近 30% 的改善已经相当不错了，这与抗抑郁药物的疗效几乎等同。

当血清铁和铁蛋白低时，最好去看医生找出原因。对于男性和非月经来潮的女性，这一点尤其重要。有时，体内的不适当流血（如溃疡）也会导致血清铁和铁蛋白降低，应该引起注意。如果铁含量和铁储量低是由铁的摄入不足或吸收不良引起的，那么补充铁剂就可以了。

如何治疗缺铁

我通常建议患者先每日随餐服用 25 毫克铁，然后逐渐增加到每日三次。一般来说，琥珀酸亚铁和延胡索酸铁比其他形式的铁对胃更温和。同时服用 500 毫克的维生素 C 有助于铁的吸收。最后，为了让铁剂吸收得更好，取得疗效，我会建议有些患者服用荨麻和皱叶酸模等草药。在保健食品店购买药丸、茶或酊剂等形式均可；遵照你所购买的产品上规定的剂量服用。含铁的食物来源包括：草饲牛肉、深色火鸡肉和深色绿叶蔬菜。另外，用铁锅炒菜也能补铁。

铁储量低的维尼

在医学院的第三年，我还是一名临床实习生。那个夏天，我有幸负责的第一位患者叫"维尼"，她是一位 30 岁出头的年轻女性。当时我还是初级临床医生，这基本上意味着我只能旁听，而比我高一级的主治实习医生可以询问问题。

维尼是一名记者，她来医院是为了治疗痛经，最近几个月以来，这个问题越来越严重，甚至让她难以完成工作。在长达一个小时的问诊后，我们了解到，一年以来，维尼一直在服用百忧解治疗抑郁症，月经期间，她的抑郁症症状更加严重。

她的妇科医生给她开了百忧解，说这能让她情绪好转。她的情绪的确有改善，但由于某种原因，她的经期情况越来越糟。当我的指导医生和我们一起评估这个案例时，他向我们解释道，从自然疗法的视角来看，一种症状得到抑制的时候会突然出现另一种新的症状，这种情况很常见。就像你在一个桶里放太多球并试着把盖子盖上时，就会有一两个球弹出来。在该案例中，维尼的情绪被压下去了，但她的经期症状突然弹出来了。

我们的指导医生建议维尼做血液检查。尽管大部分检查结果都非常健康、均衡，但维尼的铁蛋白水平异常低。我们开始让她补充铁剂，一个月后，她说感觉很不错，精力比以前好多了，尽管她之前不觉得累。她还提到自己似乎能进行更加激烈的锻炼了。最棒的是，她的情绪有所好转。两个月后，她的经期症状消失了，她停用了百忧解，而且这对她的情绪没有任何负面影响。

甲状腺检查

你还应该进行甲状腺检查，以便关注你的甲状腺的功能。除了能影响情绪外，甲状腺也是影响身体燃烧食物获取能量、顺利排便，甚至抑制有害胆固醇（LDL）等能力的关键因素。甲状腺功能低下很常见。根据美国临床内分泌学家协会（American Association of Clinical Endocrinologists）的研究，10% 的美国人患有甲状腺疾病，并且其中近一半的人没有得到确诊。许多专家认为核电站带来的重金属污染和放射性副产物可能正在增加甲状腺疾病的患病概率。甲状腺功能低下的症状包括体重增加、思维变缓、记忆力差、怕冷和便秘。通常，甲状腺功能低下可能是抑郁症的前兆或首发症状。

我建议的血液检查主要关注大脑如何指导甲状腺以及甲状腺对这些指令的反应能力。这些是促甲状腺激素（TSH）、甲状腺激素（T4）和三碘甲状腺氨酸（T3）。如图 4-1 所示，TSH 是由位于大脑

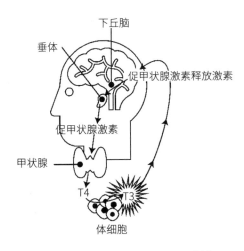

图 4-1　下丘脑－垂体－肾上腺轴

基底部的垂体分泌的。TSH 指令甲状腺应该分泌多少甲状腺激素（大部分为 T4 的形式）。T4 能到达体内几乎所有的细胞，并转化为活性 T3。临床上用的甲状腺激素替代疗法（处方药），其分子结构与人体 T4 的分子结构是相同的。大脑中有一块区域被称作下丘脑，它负责追踪体内有多少 T4 和 T3，并通过分泌促甲状腺激素释放激素（TRH）向脑垂体发送信号。TRH 告诉脑垂体应该分泌多少 TSH。这个系统被称为负反馈循环（或回路）。

在血液循环中，T3 和 T4 呈现两种形态：自由形态（活性）、结合形态（非活性）。所以请医生一定要测量总的和游离的 T4、T3，以及甲状腺结合球蛋白（TBG）。有时，总的 T4 和 T3 可能正常，但活化游离形态数低。肝会分泌 TBG，这种蛋白会结合血液中的甲状腺激素，避免其成为活性游离激素。

如何治疗异常的 TSH、T3 或 T4

如果你体内的 TSH 水平高于 2.5，我通常会建议你做甲状腺抗体检查。这种检查能查明你的甲状腺是否出了问题，因为你的免疫系统正在攻击它（这种疾病被称为桥本病或甲状腺炎）。有些医生认为 2.5 不过是正常水平，但美国临床内分泌学家协会降低了 TSH 的门槛。如果你的 TSH 水平接近 3.0，那就应该做进一步的甲状腺检查。

如果结果显示为甲状腺自身免疫，请参考本章以下部分中有关消化和抗炎的内容。

如果没有出现自身免疫情况，则会出现以下几种情况。

- TSH 高于 2.2、T4 低但 T3 在正常范围内：每天多吃海带和海藻，每天摄入甲状腺腺体提取物，并服用 200 毫克硒和 300 毫克酪氨酸。

- T3 和 T4 两者均低：要在自然疗法医生的帮助下服用低剂量的天然甲状腺激素替代剂，如天然甲状腺素片（Armour Thyroid 或 Nature-Thyroid）。这些药物是由干燥的猪甲状腺制成的。大多数传统内分泌医师不使用天然甲状腺激素替代剂，因为他们担心每批替代剂中的甲状腺激素的量不相同。根据我的经验，不存在这种问题，而且一般来说它对患者的治疗效果都比较好。每日 15 毫克的起始剂量是比较合适的。医生应当在开药前检查你的脉搏并询问症状，然后每周复检一次，了解你的感受。你还应该在服药几周后复查甲状腺激素水平。

- 如果天然甲状腺激素替代剂无法让你好转，你可以尝试一种更加标准的合成甲状腺替代剂——甲状腺激素（T4）。这种合成替代剂与你体内分泌的甲状腺激素分子是完全相同的，所以，如果使用剂量合适，那副作用产生的概率微乎其微。在使用任何甲状腺激素替代剂时，你和医生都应当留心心悸和心跳急速以及体温升高、多汗、体重下降等问题。我更倾向于使用天然甲状腺激素或 T3，因为这对抑郁症更有疗效（更多关于 T3 的内容详见下一节和第 7 章）。

- 如果仅 T3 偏低，考虑让医生给你开三碘甲状腺氨酸钠 T3，这是一种纯活化型 T3。起初，每天早上服用 5 微克，接着每三天增加 5 微克，直到你感觉有所好转。每天总剂量不超过 125 微克，55 周岁以上者剂量不超过 60 微克。如果出现心跳加速、多汗、颤抖、焦虑、思维跳跃等症状，请停止或减少剂量。

- 如果自由形态的 T4 和 T3 量偏低，但总量正常且 TBG 偏高，可以考虑采用解毒方案（见本章相关部分），应当摄入大量有助于肝脏排毒的食物，如大量纤维素、甜菜、蒲公英、洋蓟、羽衣甘蓝，并服用奶蓟草等对肝脏有好处的药草。

注意：如果你完成了上述检查和疗法，但仍感觉甲状腺不平衡，可能需要请医生或内分泌医师给你做 TRH 刺激检查。做这项检查时，医生会在你的血液中注射某种形式的 TRH，直接刺激你的脑下垂体。如果脑下垂体有问题，这项检查能帮你查明问题。在 TSH 检查还没有这么灵敏时，这项检查在医学界更是被广泛采用。这项检查可能会帮助你进一步了解如何利用不同形式的甲状腺剂。

甲状旁腺激素

甲状旁腺是甲状腺内四个豌豆大小的器官。原发性甲状旁腺机能亢进会导致甲状旁腺激素（PTH）数偏高。这通常伴随着血钙水平偏高和维生素 D 水平偏低。身体会抑制维生素 D 的摄入，从而减少血液中的钙含量。维生素 D 水平偏低就会导致抑郁。当甲状旁腺机能亢进被治愈后，抑郁症和情绪低落现象通常会逐渐消失。如果你的甲状旁腺激素和钙水平偏高，请向内分泌医生咨询，寻求降低甲状旁腺激素水平的最佳疗法。

脱氢表雄酮和硫酸脱氢表雄酮

与睾酮相关，脱氢表雄酮（DHEA）和硫酸脱氢表雄酮（DHEA-S）都是肾上腺分泌的分子。低 DHEA-S 与抑郁症的严重程度相关。其水平伴随着年龄、心理压力的增加而下降，而随着 DHEA 水平的下降，人的情绪会恶化。DHEA 能抵御压力这个负面影响，尤其是压力激素皮质醇所造成的损害。和锻炼一样，DHEA 会促进海马神经组织增长，因为它能保护新神经纤维不被压力激素所摧毁。

有两种测量 DHEA 的方法——测量血清 DHEA 和 DHEA-S。与测量 DHEA-S 相比，测量血清 DHEA 可能是一种更精确的测量方法，因此我更倾向于依照 DHEA 水平来推荐补充剂。DHEA 补充剂是一种非处方激素疗法。

大量研究报告表明，DHEA 补充剂有益大脑健康，有直接的抗抑郁剂功效。DHEA 对中年开始发作的轻度和重度抑郁症有明显的功效。在一篇发表于 2005 年《普通神经病学文献》（Archives of General Psychiatry）上的文章中，有一项长达六年的研究，研究人员调查了 23 名男性和 23 名女性，他们的年龄在 45 到 65 周岁之间，并且都是从中年开始患上轻度和中度抑郁的。研究人员让其中一些患者在前三周每天服用 90 毫克 DHEA，让另一些患者服用糖片。研究结果显示，采用 DHEA 疗法的患者抑郁情况减少了 50% 或以上。DHEA 疗法适用于男性和女性，并能为其带来疗效。

如何治疗低 DHEA

尽管许多研究让患者每日分剂量服用 50~450 毫克 DEHA，分几次服用，但我建议从低剂量开始，每日服用 5~15 毫克，每 2~3 周做一次血液检查。如果情绪并未出现好转或激素水平并未增加，可以在监测血液 DHEA 浓度的同时以 5 毫克为单位增加剂量。

在服用 DHEA 补充剂前应当先测量 DHEA 水平。服用过多会导致身体出现一些问题，如雄激素和雌激素水平增加，引发副作用。女性体内 DHEA 过多可能导致类似雄性类激素过多的皮肤效应（皮肤和毛发出油、痤疮、头皮瘙痒、脱发，以及脸毛和体毛增多，尤其是下腹部中线体毛过度生长）。患有前列腺癌或良性前列腺增生（BPH）的男性应该在服用 DHEA 前咨询医生。

DHEA 唯一的已知食物来源是野山药，但其含量极低，不具有临床功效。

雄激素

雄激素（又名睾酮）是一种主要与男性有关的激素——然而，男性和女性都需要雄激素来保持良好的情绪。雄激素水平偏低可能导致男性和女性无精打采、性欲低下、缺乏动力、疲劳、丧失幸福感。由于非特异性症状，低雄激素水平没有得到充分诊断。雄激素水平低的症状可能与临床抑郁症的症状相同，而且每个有抑郁症症状的人都应该筛查雄激素。

如何治疗雄激素水平低

尽管有口服雄激素替代疗法，我还是建议使用皮肤药贴，以避免肝脏的干扰。你摄取的任何物质都会经过肝脏，一旦肝脏发现所有这些额外口服激素，它就会分泌一种叫性激素结合球蛋白（SHBG）的蛋白质来绑住这些游离激素，让其失去活性。

研究表明，男性可以同时安全使用抗抑郁药和雄激素皮肤药贴。有趣的是，研究表明，选择性 5- 羟色胺再摄取抑制剂（SSRIs）——最常见的抗抑郁处方药物——会降低雄激素水平和精子量，导致不孕症。因此，如果医生让一位血清正常、但雄激素低的男性抑郁症患者服用 SSRI，很可能会导致他抑郁症恶化，同时降低他的生育能力。

雄激素过多会导致体毛、脸毛旺盛和痤疮，可能会急剧增加前列腺癌的患病概率，尽管最新研究表明雄激素过多根本不会对前列腺造成影响。雄激素替代疗法应该由临床医生通过血液检查来监控，并注意用药过多的症状。

雌激素和黄体酮

雌激素和黄体酮随着年龄的增长在不断地变动，无时无刻不在影响着我们的情绪，而且激素一直在发生变化。然而一些有情绪问题的女性不一定存在雌激素和黄体酮失衡的问题，这些都有必要做检查。我们会在第 8 章进一步讨论这些问题。

检查：乳糜泻

过去 50 年来，随着人们摄入的面包和谷物制品逐渐增多，乳糜泻（celiac disease）的发病率急剧增加。乳糜泻是一种对小麦、斯佩尔特小麦或苋菜中的麸质成分产生的强烈的炎症反应。根据美国国立卫生研究院（National Institutes of Health）2004 年的专家审议，预计 100 个人中就有 1 个人患有乳糜泻，尽管该疾病往往未被充分诊断。

乳糜泻和麸质敏感与成年人的情绪疾病以及儿童和成年人的行为问题有关。20% 的乳糜泻患者患有严重的精神疾病。但乳糜泻本身比情绪问题拥有更大的风险——未确诊的乳糜泻死亡风险增加了四倍。

判断乳糜泻是否正在影响你的健康和情绪的一种方法是：你下次做血液检查时，增加乳糜泻检查项目。乳糜泻检查包括：抗麦胶蛋白抗体 IgG、抗麦胶蛋白抗体 IgM、组织型转谷氨酰胺酶（TTG）和分泌性 IgA 四项检测。尽管这四项检测尚不完善，准确率通常为 80%~90%，但是其综合结果有助于确定对麸质的免疫反应。检查前几周定期吃麸质食品能确保抗体出现（如果你正在产生抗体），以提高检查的准确度。另一种乳糜泻的最佳诊断方法极具侵入性——小肠空肠肠壁组织的活检，除非医生认为你肯定有消化问题，否则我不建议你做这样的检查。

最后一项检测是分泌性 IgA。IgA 代表免疫球蛋白 A，是预防口腔、呼吸道和消化道黏膜感染的抗体。3% 的人 IgA 不足，是由于减少该抗体产生的轻度基因问题。IgA 低会导致消化道和肠道内环境疾病。基于我们的讨论，如果一个人体内 IgA 不足，其他乳糜泻检测结果可能会出现假阴性，即便他们真的患有乳糜泻。因此，如果你的 IgA 低，可能需要进一步努力让消化道变得更健康（详见本章后面有关"消化"的小节），然后再重新检查乳糜泻。

如何治疗乳糜泻

简单来说，如果你患有乳糜泻，最好避免摄入一切麸质蛋白质。小麦、斯佩尔特小麦和苋菜中都含有麸质蛋白质。改变饮食后的 3~6 个月肠壁就会修复——据我的经验，情绪问题最短可在两周内得到改善。你可以吃大米、藜麦和小米等大多数其他谷物。最近我注意到我家附近的一家著名的比萨饼店——吉诺比萨饼店——现在供应无麸质比萨饼皮，还做了巨型广告——对那些不能摄入麸质的人来说，可谓最好的明证。

关于麸质过敏症和敏感性的注意事项：乳糜泻检测结果为阳性的人应当绝对避免麸质，但我在临床中见过许多血液检查结果非阳性的人仍然对麸质敏感，这意味着即便肠道没有严重受损，乳糜泻检测结果不为阳性，麦麸蛋白也会引起体内炎症反应，导致情绪问题。

几百年前，食物中麸质含量相对较少，而现在我们很难在日常食物中找到不含麸质的食物。除了面包里有麸质外，作为食物填充剂，它还存在于人造肉等许多其他食物中。动物饲料中也有麸质谷物，所以我们在摄入这些动物的肉时，也会摄入麸质谷物。正如上文提到的，许多乳糜泻检测结果为阴性的人依然对麸质过敏。如果你认为你可能有这样的情况，那尝试四周内不摄入麸质，看看你的情绪是否有所好转。有些对麸质特别敏感的人可能需要慢慢戒掉麸质，最终戒断。就像毒瘾一样，有时一下子突然停止摄入麸质，会产生戒断症状，让情绪暂时变得更糟。

血清肉毒碱

肉毒碱（医学术语为 L-3- 羟基 -4-N，N，N- 三甲基 – 氨基丁酸）是一种帮助脂肪转化成能量的氨基酸辅助因子。作为一种抗氧化剂和抗炎剂，肉毒碱对情绪的产生起着神经保护的作用。L- 肉毒碱是一种肉毒碱补充剂，能帮助癌症患者改善情绪、缓解疲劳和抑郁症状。

如何治疗低肉毒碱水平

一般来说，L- 肉毒碱补充剂具有增强体力的效应。我建议肉毒碱服用量为每次 500 毫克，每日两次，为了最佳吸收效果，最好不随餐服用。建议六周后复查血液肉毒碱水平，观察是否有所改善。如果血液肉毒碱水平无改善，剂量可以增到每天 3000 毫克，同时进一步改善消化系统功能（见下一节），帮助营养素更好地吸收。研究表明，每日 3000 毫克的剂量不会产生毒性。

肉毒碱的英文 "carnitine" 源自拉丁文 carne，含义是 "肉"。红肉中的肉毒碱含量最高。奶制品中的肉毒碱含量也较高。含量较小的肉毒碱天然来源包括坚果和种子，豆类、蔬菜和谷物中也有少量肉毒碱。

血清叶酸、维生素 B$_{12}$ 和 MTHFR 基因突变

"folate" 源自拉丁文 "folium"，含义是 "叶子"，因为人们很早以前就意识到绿叶蔬菜中富含这种营养素。已知叶酸具有预防新生儿神经缺陷的功效，此外，叶酸在产生去甲肾上腺素、肾上腺素等神经递质和让人感觉良好的前列腺素方面也起着重要作用。叶酸还是促进多巴胺分泌的必备营养素，而维生素 B$_{12}$ 有助于血清素的合成。有证据表明，如果抑郁症患者体内的维生素 B$_{12}$ 和叶酸水平较高，对抗抑郁药物的反应效果更好（见第 7 章）。

有关针对亚洲人口的研究表明，摄取富含叶酸（来自大量绿色蔬菜）的传统中国饮食的人体内血清叶酸的水平较高，一生中患重度抑郁症的概率相当低。

我们注意到，抑郁症患者体内的叶酸不足，有研究预计 33% 的抑郁症患者体内叶酸不足。饮食不良、酗酒，以及抗癫痫药物和避孕药都会导致叶酸不足。

有些人因基因缺陷无法将食物中的叶酸转化成人体可利用的 L-甲基叶酸。他们可以做亚甲基四氢叶酸还原酶（MTHFR）基因突变检测，它是一项判断人体是否有基因缺陷的血液检查。

如何治疗低叶酸或低维生素 B$_{12}$ 水平

为了改善抑郁症治疗效果，应该尝试每日口服 800 微克 ~15 毫克叶酸和 1 毫克维生素 B$_{12}$。叶酸和维生素 B$_{12}$ 等 B 族维生素具有水溶性，一般情况下是安全的。

如果 MTHFR 基因变异检测结果表明你缺乏转化叶酸的能力，可以通过补充 L-甲基叶酸形式的叶酸来化解这个问题。

　　如果你正在服用癫痫药物或治疗癌症的甲氨蝶呤，应避免摄入人工叶酸，因为人工叶酸会阻断药效。然而，天然叶酸对使用甲氨蝶呤治疗类风湿性关节炎（RA）的患者来说具有保护肝脏的功效，同时不会产生阻断效应。

　　即便你体内的叶酸和维生素 B_{12} 水平正常，如果其他抗抑郁药物治疗不奏效的话，补充额外的维生素 B_{12} 和叶酸仍是明智的决定。虽然血液中的叶酸和维生素 B_{12} 水平正常，但也有可能是你的细胞组织内缺乏叶酸和维生素 B_{12}。

　　极好的叶酸食物来源包括菠菜、卢笋、长叶莴苣、芜菁叶、芥菜叶、牛肝、羽衣甘蓝叶、花椰菜、西兰花、欧芹、扁豆和甜菜。维生素 B_{12} 的极好来源包括鲷鱼和牛肝。其他来源包括鹿肉、虾、扇贝、鲑鱼和牛肉。素食中的维生素 B_{12} 含量相对较低，最好的素食来源包括海生植物（如海带）、藻类（如蓝绿藻）、啤酒酵母、印尼豆豉、味噌和豆腐。

血清 25- 羟基维生素 D

　　大多数人会将维生素 D 与健康的骨骼联系起来，但维生素 D 也与情绪有密切的关系——甚至有些专家赐予其"快乐维生素"的称号。维生素 D 不足也与自身免疫、心血管疾病、癌症和慢性疼痛等疾病有关。一篇发表在《内科医学档案杂志》上的文章中称，某大型研究表明，补充维生素 D 可能降低所有死因。因此，所有人都应该检查体内的维生素 D 水平。

　　低水平维生素 D 可能通过多种方式与抑郁症产生关联。维生素 D 影响神经生长因子——一种帮助人体神经组织生长和修复的分子。

没有这种修复机制，人就难以保持良好的情绪。维生素 D 还能促进血清素、雄激素和甲状腺激素的分泌。母亲怀孕时体内维生素 D 水平偏低的成年人出现抑郁症状的概率会增加。此外，大脑中心下丘脑中的许多细胞会对维生素 D 产生反应。下丘脑是负责神经系统、激素和应激系统相互配合的主要控制机构。该系统被称为下丘脑 – 脑垂体 – 肾上腺轴，抑郁症患者常出现该系统失衡的情况。

许多研究表明，维生素 D 有助于改善情绪问题。一项由 1000 名老年人参加的大型研究表明，与控制组相比，轻度和中度抑郁症患者体内的维生素 D 水平偏低。在一项针对 45 名健康被试的研究中（该研究在冬季进行，此时人体内的维生素 D 水平较低），研究人员将被试随机分成两组，一组服用 400 或 800 国际单位的维生素 D，另一组服用安慰剂，服用时间是五天。与对照组相比，服用两种剂量的维生素 D 均能增加积极情绪，减少消极情绪。在挪威的一项针对 441 名超重人士的维生素 D 水平的研究中，研究人员对被试体内的维生素 D 进行了测量，结果显示维生素 D 水平低于 40 纳摩尔 / 升（16 毫克 / 分升）的人更抑郁。随后研究人员让被试或每周服用一次 20 000 国际单位的维生素 D，或每周服用一次 40 000 国际单位的维生素 D，或服用安慰剂。那些服用 40 000 国际单位维生素 D 的被试抑郁程度降低 33%，服用 20 000 国际单位维生素 D 的被试抑郁程度降低 20%，服用安慰剂的被试抑郁程度降低 5%。

维生素 D 的主要食物来源是鱼类。大多数人认为鱼类中的健康脂肪能预防抑郁症，但基于你刚刚了解到的知识，你可能知道那是维生素 D 的功劳。

尽管体内可检测到的维生素 D 有多种形式，但真正能显示维生素 D 水平的是25–羟基维生素 D。务必让你的医生给你检测这种维生素 D。

如何治疗低维生素 D 水平

正常维生素 D 的水平为 30~100。理想的维生素 D 水平约为 50。让部分皮肤暴露在阳光下是获取维生素 D 最天然的方法。正如我们在第 3 章中所讨论的，阳光是非常健康的，除非你的皮肤容易得皮肤癌，让皮肤吸收阳光，直到皮肤微微泛红不失为一个好主意。三文鱼、鸡蛋、奶制品和黄油等食物中的维生素 D 水平最高，但可能不足以提升你体内的维生素 D 水平。我用来补充维生素 D_3 的一项通用指南是：每增加 10 单位，每日需补充 2000 国际单位维生素 D。所以，如果你体内的维生素 D 水平为 20，而你要将维生素 D 水平提高至 50，那么你每天要补充 6000 国际单位维生素 D。最好在开始服用补充剂后 1 个月检查血液中维生素 D 的浓度，据此再进行相应调整。

研究表明，抑郁症患者每日服用 4000 国际单位的维生素 D，其情绪会得到改善。因此，如果你不知道你体内的维生素 D 的水平，从该剂量开始可能是一个不错的、安全的选择。在临床上，每周可肌肉注射维生素 D 的量为 50 000 国际单位。尽管到目前为止还没有来自自然疗法的长期研究来评估该用法，但是肌肉注射维生素 D 似乎是一种不太天然的做法，因为身体通常无法一次性吸收这么多维生素 D。研究表明，长期每日口服 14 000 国际单位的维生素 D 似乎没有毒性作用，抑郁症复发率也明显降低。

因为维生素 D 是脂溶性的，能增加机体的毒性水平——导致血钙水平增高、肾脏疾病和过度骨量流失——因此在服用维生素 D 前最好做血液测试。严谨的研究建议血液浓度应不超过 100ng/ml，但会产生毒性的维生素 D 精确数值尚不可知，很可能因人而异。1999年，研究人员称要达到 100ng/ml 血浓度精确替代量为每日 20 000 国际单位。然而，许多病例显示更高剂量也不会产生副作用或毒性。

一项元分析对长期每日补充 400~800 国际单位维生素 D 的人进行了研究，似乎没有任何副作用。

　　一个有争议性的问题是：最佳的维生素补充剂形式是维生素 D2（钙化醇）还是维生素 D_3（胆钙化醇）。植物产生维生素 D2，然而人类的皮肤暴露在阳光下接触到紫外线时，皮肤中会合成维生素 D_3。我一直在使用维生素 D_3，它能增加血液浓度，从而改善情绪。如果对你来说维生素 D_3 不管用，那可以试试维生素 D2。

血清汞

　　汞检查用于检测汞是否过量，汞过量会导致神经系统疾病、情绪疾病和心脑血管疾病。我建议做这项检查是要了解是否有急性或慢性汞中毒的情况。定期暴露在含汞环境中的人也需要做这项检查。然而，血液的汞含量并不能告诉你细胞组织内汞的含量。我见过体内汞过量的患者突然抑郁症发作，所以值得一查。在本章后面的部分，我们会讨论如何治疗急性和慢性汞等重金属中毒（详见"让情绪低落的有毒物质"一节）。

检查：ABO 血型和 Rh 血型

　　尽管人们普遍了解血型可能会影响输血和受血的能力，但相对来说，很少人会意识到血型暗示着人的身体对特定食物（即便是健康食物）做出良好反应或不良反应的倾向。了解你的血型可以帮助你做出更好的选择，如哪种食物容易诱发炎症，哪种食物最有助于修复。想进一步了解这方面的知识，可阅读彼得·达达莫（Peter D'Adamo）的《吃对血型》（*Eat Right 4 your Type*）一书。当其他饮食改变都不奏效时，我有关血型饮食的方法却在许多病例中获得了成功。ABO 血型和 Rh 血型检查能让你对"吃对血型"做进一步探究。

消化功能对疗愈抑郁症的重要性

在治疗任何疾病时，治疗肠道疾病几乎是自然疗法界中的一种常规的方式。这个自然疗法的原则可能为抑郁症患者提供了重要的有效疗愈方法。

便秘

小时候，哥哥常常告诉我，如果不排便，"大脑会不清醒"。尽管他还小，但从医学的角度来讲，他说得很对。我不想讲得太生动，切记排便通畅真的能让人心情愉悦。

例如，排便与女性自尊和维护关系有关联。在抑郁症中，自尊和关系是强大的挑战。《肠道》（*Gut*）杂志 2001 年发表的一篇文章中提到，在一项研究中，研究人员将 34 名年龄在 19~45 周岁、有五年或五年以上便秘史和无便秘史的女性进行了比较。结果显示，便秘女性整体健康得分较低，且女性化较不明显。结果还发现，便秘女性比排便功能正常的女性更难形成亲密关系。

有趣的是，本研究也对直肠血供的情况进行了观察，血供的状况反映了大脑到肠道的神经通路的功能。这些神经通路经常受到精神压力的影响。直肠血流减少与焦虑症、抑郁症、身体症状、社交技能障碍以及不够女性化密切相关。心理异常得分越高，直肠血流量越低。

这篇文章的作者总结道，女性的心理状态改变会影响连接大脑

和消化系统的非自主神经的功能。非自主神经的活动性减少会减缓
肠道功能，导致便秘。因为大多数使心情愉快的神经递质都是在消
化道中形成的，消化功能减退可能影响女性的自我感觉，以及她们
如何在一段关系中做出反应。其他研究也表明，患克罗恩病、结肠
炎或肠道易激综合征（IBS）等肠道疾病的人患精神病的概率较高。

促进排便

要了解排便通畅的重要性，有必要促进肠蠕动。我经常告诉我
的患者，每天排便一次有利健康。尽管一些医学课本认为每周排便
三次是正常的，我认为每天至少要排便一次。

水是定期排便的第一步。除了能帮助身体吸收重要的氨基酸外，
水还能促进体内循环。如果饮水不足，身体就会从结肠内容物中汲
取水分，导致便秘。研究还表明，少量纤维素（每日约 25 克）能
有效改善人的情绪，使其获得更好的关系和自尊。因此，应在你的
饮食中添加大量水果和蔬菜。如果这还不够，摄入亚麻粉、车前草、
有机西梅干有时也会有帮助——正如我的叔祖父乔通常说的——"让
肠道活动起来"。最后，针灸减压、冥想、瑜伽或其他锻炼可能也有
助于排便。

血清素和消化

被哥伦比亚大学（Columbia University）的迈克尔·格尔森（Michael
Gershon）博士称为"第二个大脑"的消化道及其附属神经丛被称为
肠道神经系统，该系统对大脑所需的神经递质的产生至关重要。消
化道附近的神经系统和大脑神经系统有密切关联——实际上，它们
是由相同的胚胎组织发育而来的。并且，体内 80%~90% 的血清素
都是由胃肠道生产的，并分布于胃肠道中。血清素是一种胺，由消

化道肠嗜铬细胞（EC）和肠嗜铬样细胞（ECL）中的色氨酸所产生。
EC 和 ECL 均广泛分布于胃肠道中。它们之间的关系如下：

色氨酸 → 5- 羟色氨酸 → 血清素 → 更好的情绪

关于血清素、研究和医学的真实说明

有一则古老的笑话：一天晚上，一个酒鬼把他的车钥匙落在了漆黑的停车场。他在唯一的街灯柱周围找了一遍又一遍。某个善于观察的人走近问道："嘿，朋友，你的钥匙可能落在停车场的别处——为什么你只在这一块找呢？"酒鬼回答道："因为这里光线更好。"

在你继续阅读这本书的时候，请记住：在医学中，我们通常倾向于在光线好的地方搜寻。事实上，张贴一张"血清素"指向良好情绪的图表非常简单。如果生活真的如此简单，那百忧解或左洛复等增加血清素水平的抗抑郁药物就 100% 有效了。在这本书中，我倾向于讨论血清素等具体因素，因为这些因素都包含在现阶段的研究中，坦白说，许多研究都可能受到售药需求的驱使。虽然这些研究并不完美，但只要放眼全局，我们就能从中学到东西。

色氨酸先转化成 5- 羟色氨酸，最终转化成血清素。这个微妙的过程容易受到消化道吸收不良问题的影响，消化道吸收不良指的是身体无法吸收我们摄入的营养素。如果我们所摄入的食物激惹 EC 细胞，作为第二大脑——肠道"大脑"就会将其视为潜在有毒物质，于是它就会释放大量血清素来增加肠道蠕动，从而清空肠道。这可能是许多有情绪疾病的人和压力过大的人会出现腹泻症状的原因。

乳糜泻和情绪

正如我们在前面讨论的那样，已有充分的研究证实乳糜泻是导致吸收不良问题的原因之一。乳糜泻是小肠上端的炎性疾病，是基因易感性个体对麸质摄入过敏导致的。免疫系统对麸质凝集素（或蛋白质）产生免疫反应，造成作战反应，投掷化学炸弹，摧毁蛋白质。该炎症会使小肠内壁受损，导致几种重要的营养素吸收不良。脑部炎症和营养素失调会导致情绪和心理不稳定。

一项研究称，即便是在乳糜泻确诊数年前，患有乳糜泻的成年人中具有精神障碍病史的比例也很高。研究人员对未经治疗的乳糜泻患者的血液进行了检查，发现与经过治疗和控制的患者相比，他们体内的血浆色氨酸水平相当低。此类研究表明，抑郁症和行为障碍患者体内的色氨酸水平异常低会导致色氨酸利用率受损，低水平很可能是血清素激活功能紊乱的标记。重要的是，这种情况在遵照无麸质饮食的人群中可以恢复到正常水平。

在讨论乳糜泻时，麸质成了关注的焦点，但我们要记住，许多其他食物也可能引发过敏反应、炎症，最终导致吸收不良。我们会在后续章节中进一步讨论治疗抑郁症疾病的食疗法。

本书用了相当一部分时间来研究补充剂的益处。即便你正在摄入健康食物，这些补充剂也可能是有必要的，因为你的肠道不能吸收你摄入食物中的营养素。更糟糕的是，如果你正在遵照标准美国饮食进食，那你不可能获取你所需要的营养素，这时补充剂就派上用场了。但切记：要想真正获得疗愈效果，就要吃健康的食物、修复消化道，让消化道能吸收这些食物，这对你的长期健康来说是必不可少的。

抗炎作用

即使精神病学和肠胃病学在传统医学智慧中没有交集，你现在已经知道消化道功能紊乱和心理健康障碍密切相关。正如我们刚刚了解到的，消化道吸收不良问题会让你无法吸收保持健康所需的营养素。

不过，消化道功能紊乱导致情绪恶化的背后还有第二个原因，甚至是更白热化的原因，那就是炎症。炎症在拉丁文中的含义是"着火"。炎症是免疫系统处于高度戒备状态的标志，试图摆脱刺激物或消灭不属于自身的异物——这场战争中的伤亡者可能是你的大脑、健康和情绪。事实上，有研究人员认为抑郁症是一种低度的全身性炎性疾病。这就是我们在本章前面几部分花这么多时间关注血液中的炎症标记物的原因。

当免疫系统处于高度戒备状态时，它会慢性释放被免疫学界称作炎症介质的物质，这些细胞和小小的化学炸弹，让战争继续。一些化学物质会分解细胞膜和脂肪，一些化学物质会打破细胞之间的纽带，另一些化学物质甚至会导致发热现象。消化道中的免疫反应会引发类似流感症状、疲劳、焦虑症，当然还有抑郁症。

在美国国家心理健康研究所做研究的时候，我的部分工作是研究人体内可能产生哪些炎症反应。为了完成这项研究，我的研究团队给老鼠定期注射一定剂量的细菌细胞壁复合物脂多糖（LPS），这在动物体内引发了强烈的炎症反应。使用 LPS 的时候，我们戴了面具，因为它也会在人体内引发强烈的炎症反应。我们研究了老鼠体内可能产生哪些炎症反应，结果发现老鼠会出现疲劳、情绪低落、动力低下等病态行为和其他与抑郁症明显类似的症状。同样地，许多抑郁症患者会出现免疫系统过分活跃的情况，那些免疫系统过分活跃的人抑郁症发作更频繁，而且，炎症也会改变大脑中血清素的水平。

你还要记住的是，一种炎症会引发另一种炎症——就好像身上痒，你去抓就会变得更痒一样。

肠漏症

如果消化道发炎时间过长，其修复机制赶不上这场战争，消化道壁就会被分解。消化道壁被分解就是肠道渗透或简单被称作"肠漏"。

如果你有患心脏病的倾向，肠漏带来的炎症会蔓延至冠状动脉，引发炎症并造成冠状动脉堵塞。如果你的遗传密码中有类风湿性关节炎等自身免疫性疾病的指令，炎症可能会到达你的关节，导致疼痛或关节变形。情绪疾病患者有大脑各个部位出现炎症的倾向，如果还有肠漏症，那么炎症到达大脑、引起情绪低落和脑退化的可能性比肠道健康、舒适、未受损伤的概率要大得多。

消化疾病的关联：

消化道发炎→肠漏症→情绪问题、心脏病、癌症、自身免疫性疾病等

消化道疾病导致炎症引起的抑郁症是一个关键的概念。本书讨论的大部分内容包括过敏症消除项目、血型饮食、消化道修复和抗炎等都是基于这个概念。

让情绪低落的有毒物质

正如令我们敏感或过敏的食物会引发消化道反应并导致慢性炎

症一样，我们环境中的化学物质也会导致情绪低落和身体疾病。

大脑中的重金属

我们早就知道神经疾病和有毒化学物质之间的关系，例如，油漆铅的暴露与儿童行为障碍有关。然而，传统医疗体系不会真正考虑成人的情绪和行为疾病与金属毒性之间的关系。尽管如此，大量信息表明毒素暴露随着时间会慢慢积累，导致大脑和神经系统组织微妙地缓慢退化，并引发一些潜在的病症。有人将281个暴露在铅环境中的孩子与287个未暴露在铅环境中的孩子进行了对比研究，以作为揭露重金属潜伏本性的例子。结果暴露在铅环境中的儿童成年后比没有暴露的普通成年人显示出更为明显的精神病症状——但这些症状在首次暴露20年后才显现。

与抑郁症最密切相关的金属是铅、汞和镉，这些金属在我们周围的环境很常见。这些特定毒素的源头可追踪至工厂、牙科治疗、焊接设备、吸烟和陈旧的镀锌水管。还有一个你意想不到的源头：阿育吠陀（来自印度）等天然药物和中草药（这就是为什么要购买最优质的补充剂）。

注意：如果你不确定补充剂的质量，那么就从自然疗法医师那儿获取。

重金属遍布在我们的周围，可以轻而易举进入我们的身体。一旦进入我们的身体，就会导致促氧化和抗氧化失衡，引发炎症和神经损伤。它们会破坏人体内酶和蛋白质的功能，尤其是含硫化学分子。下面举个重金属毒素对临床产生效应的例子。一份医学文献综述表明，暴露在汞环境中会引发孤独症患者的症状和特征。一旦重金属攻击含硫（神经组织中的一种元素）的分子，它们会以多种方式消极地影响人体神经系统的功能。重金属可以穿越人体血脑屏障，它们与神经的脂肪鞘（髓磷脂）和每个细胞的外层（细胞膜）有亲和力。它们会摧毁负责交流、解毒和修复等作用的脑蛋白（酶）。重金属会影响大脑血清素水平的平衡——血清素是维持良好情绪所必需的神经递质。

我们知道，消化失衡所导致的炎症会引发情绪问题。重金属和其他有毒化学物质也能导致脑部炎症。更糟糕的是，如果炎症事先存在，你的脑细胞会更容易受到毒素的影响。但不要担心，身体会为你将其清除。我们会在本章的最后一个部分讨论如何帮助身体消炎并清除毒素。

味精

你是否知道味精（也被称作 MSG）？你可能会暗自嘀咕："那不是加工食品和中餐中常用的吗？它会让人头疼？"如果你这么认为，那你的想法没错。MSG 中含有一种叫谷氨酸盐的物质，微量的谷氨酸盐是神经递质，大量的谷氨酸盐是大脑新陈代谢的有毒副产物。大脑使用一套非常精密的系统来清除谷氨酸盐，但汞、铝和其他毒素会更加轻而易举地破坏大脑用来完成该流程所需的蛋白质，因此脑细胞更容易受到损伤。不能摄入 MSG 的人体内很可能已经积聚了大量谷氨酸盐。

患者的病史和某种特定症状有助于医师怀疑是否为重金属中毒。查看下列最常见症状的列表，看看你是否有这样的情况。某些化合物可能与特定疾病有密切关联（见表 4–1），这会告诉你哪种金属可能是罪魁祸首。

与重金属有关的症状

如果体内积聚过多的重金属，那就可能出现以下症状。

- 发抖。

- 麻木。

- 刺痛。

- 头痛。

- 困惑。

- 疲劳。

表 4-1   重金属及与之相关的疾病

重金属	与之相关的对健康不利的影响
铅	帕金森病、记忆力和思维问题、智力低下、儿童学习困难
汞	记忆力和思维问题、情绪问题、心脏病、高血压、不孕症、免疫功能障碍
镉	骨质疏松症、肾损伤、癌症
砷	糖尿病

检查你体内的金属

了解你体内有毒金属的水平能帮助你决定是否需要将其清除。尽管没有完美方法来检测这些有毒化学物质，但我认为以下方法有助于评估你是否需要清除金属毒素。

毛发和血液分析

被称作甲基汞的一类汞可以在毛发中聚集，这让毛发检测变成一项有价值的工具，但这项检测可能不能显示体内其他类型的汞的含量。

传统医学利用重金属血液检查来寻找显而易见的急性暴露。这意味着如果不久前你接触过大量重金属，会反映在你的血液检查中。但如果重金属在你的体内缓慢累积，逐渐改变你的情绪，那血液检查就不起作用了，因为毒性金属有时间进入你的脂肪组织，如神经系统，从而引发疾病。因此，进行重金属血液检查对当下暴露有用，但不会显示出以往暴露或体内的总积存量。

检查尿液

检查是否有金属滞留在你的组织内，一项更精确的检查是金属激发试验。这意味着你要先做尿检。除非你近期有大规模重金属暴露，激发前尿检结果会显示有极少量重金属或无重金属。然后你的自然疗法医师或其他医师会给你开少量二巯基丁二酸（DMSA）处方药，有时还会给你静脉输注一种被称作 2，3- 二巯基 -1- 丙磺酸（DMPS）的化学药品。DMSA 或者 DMPS 进入你的身体会螯合隐藏在组织里的重金属。服用 DMSA 或 DMPS 后，你需要再次进行尿检，看重金属排出是否增加。基于该项检查，你和你的临床医生会找到清除重金属的最佳方法。我们会在本章后面部分讨论其中的一些方法。

杀虫剂

在我们的环境中，金属无处不在。除此之外，另一个令人担忧的是导致易感人群罹患抑郁症的各种日常应用的化学物质。这些化学物质包括杀虫剂、除草剂，以及成千上万其他工业和日常家用的化学剂。

你有没有想过为什么杀虫剂能发挥功效？它们通过破坏昆虫体内的神经功能发挥功效（我可能会说发挥极大的功效）。大部分的杀虫剂一接触昆虫就会将其消灭。因为我们人类是体积更大的生物，接触隐藏在食物和被污染环境中的杀虫剂，我们不一定会立即死亡，但这些化学物质确实会进入我们的脂肪和神经组织，并停留一段时间，慢慢对我们的神经系统、免疫系统和内分泌系统造成影响。几乎我们所有人的体内多多少少都有这些化学物质——如果你有患抑郁症等情绪疾病的倾向，这些化学物质的存在会让你无法感到快乐。

抑郁症－糖尿病－杀虫剂之间的联系

一篇 2006 年刊登在《糖尿病护理》(Diabetes Care) 杂志上的文章表明，糖尿病患者抑郁的概率更高——并且抑郁症患者患 2 型糖尿病的概率更高。这项针对 2000 多人的研究表明，如果人们的系统内无杀虫剂累积，即便肥胖，他们患糖尿病的概率也可以忽略不计。让我再重复一遍：如果一个人体内无杀虫剂或除草剂滞留——那么他患糖尿病的概率几乎为零，即便他患有肥胖症！那我问你，你是否听过这样的新闻？我知道我没有——我知道如果有一种新药能帮助千分之一的人，那就会成为新闻，但如果一项突破性研究发现一种工业产品很可能是导致所有 2 型糖尿病的原因，那么甚至没人会去讨论这件事。无论如何，基于糖尿病和抑郁症之间的紧密联系，我认为我们体内的毒素是引发情绪疾病的重要原因，这不是没有可能的。

如何抗炎和排毒

现在重点来了。你已明白了不健康的消化道、饮食失调、压力和炎症与情绪低落之间的关联。你也了解到进入体内的重金属和化学物质会引起大脑、免疫系统和内分泌系统失调。那么，你该怎么做呢？

我将解毒计划分为三大步骤：第 1 步是需要每天严格贯彻实施的生活方式的改变，它会让你保持身体清洁和精神愉悦；第 2 步是积极清除炎性食物，帮助身体排毒并修复消化道；第 3 步（如有必要）要积极清除重金属和杀虫剂等毒素。

第 1 步：生活方式的改变

第 1 步可以被认为是一项终生日常方案。对许多人来说，即使是有严重的消化和情绪问题，仅这一个步骤也是相当有效的。

喝水

每天至少喝 50 盎司水或每 2 磅体重喝 1 盎司水。对于体重为 120 磅的人来说，需要喝 60 盎司水。如果你现在不确定自己需要喝多少水，那么花一两天计算一下。我个人喜欢在早晨喝 1~2 大杯常温水，然后白天上班的时候会喝 40 盎司用不锈钢瓶装的水，晚上在家喝一些。如果怕晚上起夜，那么睡觉前几小时应控制水的摄入。如有可能，你可以考虑购买一个优质滤水器。

摄入纤维素

纤维素对清洁身体和消除炎症至关重要。研究表明，纤维素可以降低 CRP（CRP 就是我们此前讨论过的炎症标记物）水平。纤维素很关键，因为它能吸附肝脏释放的所有毒素、内分泌副产物和胆固醇。肝脏的工作之一是清洁血液以及处置人体所摄入的食物、液体和药物等积累的体内垃圾。它收集垃圾并通过胆管将其送至肠道。这些垃圾通过肠道从我们的体内排出。如果我们的肠道内没有足够的纤维素将这些垃圾吸收并排出，那么就会被重新吸收进入体内。这就是胆固醇也会随纤维素摄入降低的原因。

了解你是否摄入足够纤维素的方法是检查你的排便情况。每天轻松、全直径排一次便属于健康的排便情况。排便情况越好，大脑运行情况就越好。

以下是膳食纤维的良好来源：

- 有机、非硫化西梅；

- 1 杯煮熟的蔬菜，如羽衣甘蓝或唐莴苣；

- 2 杯新鲜沙拉；

- 1 茶匙优质车前草混合 8 盎司水，每日 1~2 次；

- 在麦片或沙拉中加入 1~2 大汤匙亚麻籽粉；

- 1 份有机胡萝卜和 1 瓣有机芹菜；

- 每天一个苹果（是否太老套了？是的，但是很有效，因为苹果中富含果胶纤维）；

- 1 杯扁豆汤。

温馨提示：你可能不需要摄取上面所有的纤维，也不需要一次全部添加。这取决于你的系统需要什么、需要多少，所以试着慢慢添加。同时我要提醒那些肠道易激综合征患者，应当远离生食，因为有时候这些食物会加重病情。

让身体动起来

　　定期运动是关键。至少每天散步 30 分钟。你的淋巴系统就像身体的污水下水道系统，接受所有最终会被排出的污泥。和血管不同的是，除非肌肉运动，否则你的淋巴系统不会将这些液体排出。如果你不锻炼，就没办法将污泥清理出去。

睡一觉

　　正如我们在第 3 章所讨论的那样，睡眠对良好的大脑机能和解毒至关重要。记得最晚 11 点前上床睡觉，每晚保证 7 个半小时的睡眠。如果你有睡眠问题，请翻到第 3 章，寻找能让你自然入睡的方法。

第 2 步：清理消化道

　　一旦你根据第 1 步改变了生活方式，并开始每日排便，那你就可以开始实践第 2 步中的行动方案。第 2 步可实施三周，清除体内的有毒物质后，身体就能更好地得到疗愈和清理。打一个军事比方，如果一个国家正在被轰炸，那它就无法有效扑灭火焰、修补、清理和疗愈，那么现在是时候停止轰炸了，让你的身体能得到清理和疗愈。

　　我常常建议我的患者每年实施肠道排毒两到三次。

抗炎食物

　　你或许没有注意到，在上述讨论中，我没有告诉你不要吃这种或那种食物。我认为如果我们关注不能吃什么食物，那大多数人会感觉到自己的权利被剥夺了。所以从长期来看，该方案中的第1步是囊括健康食物——而不是排除不健康的食物。至于解毒，这一步骤可以让你避免（短短三周时间）最可能引发炎症的食物。

你应该避免以下这些食物：

- 奶制品和奶牛乳制品（米浆、杏仁乳是不错的替代物）；

- 麸质（来自小麦、黑麦、黑小麦、燕麦和大麦）——包括所有传统工艺制作的意大利面、百吉饼、纸杯蛋糕、曲奇等（可用藜麦、野生稻米和糙米来代替）；

- 大豆和豆腐制品；

- 柑橘类水果（除西柚和柠檬外）；

- 花生（其他生坚果可以吃）；

- 任何玉米产品。

在饮食中加入抗炎食物：

- 在食物或沙拉中加入 1 茶匙未加热的橄榄油；

- 生坚果和种子，如核桃、葵花子或南瓜子；

- 有机莓类，尤其是蓝莓、树莓或越橘；

- 草饲牛肉（尝试将红肉摄入的频率限制到一周一次）；

- 有机、自由放养的鸡肉；

- 野生三文鱼、鲭鱼或鳕鱼等冷水低汞野生鱼。

***

查阅血型饮食，进一步了解哪种食物对你的身体来说最健康，哪种饮食可能有炎性。问问你的自然疗法医师或其他执业医师，他们是否接受过使用血型饮食或高级基因型饮食的训练——利用血型饮食是一种更个性化的方式。更多信息详见彼得·达达莫的第一本书《吃对血型》，这本书向全世界引荐了这个概念。

有机食物

记录你的饮食中有哪些食物杀虫剂含量过高，并将这些食物改为有机食物。据环境事务委员会（Environmental Working Group）报道，杀虫剂含量最高的食物包括莓类、芹菜、苹果、水蜜桃、油桃、葡萄、灯笼椒、马铃薯、羽衣甘蓝和芥蓝。有机食物能大幅减少你体内的杀虫剂含量。

环境化学污染

尝试将家用清洁剂、家用日化产品、洗发液、护肤品和牙膏换成含天然成分，不含杀虫剂、除草剂、香料、染料和苯甲酸酯类的产品。判断的黄金法则是：如果你没有听说过这些原料，或者不会读，最好远离它们。同时，进房间后，把鞋子脱下来。许多重金属都是跟着鞋子到我们房间里来的。

奶昔

许多优质补充剂公司现在提供含解毒因子的蛋白质奶昔，帮助肝脏清理毒素，促进肠道疗愈，降低炎症反应，有助于氨基酸的供应，增加优质蛋白质有助于神经递质的形成。你可以遵照蛋白质奶昔标签上的指示，和水或米浆混合服用，每日服用两到三次。或者，如果你有搅拌机，可以做一杯美味的冰沙。

桑拿

为了增加锻炼出汗的排毒功效，在肠道清理的这三周内，每周蒸桑拿浴四天，每次 20 分钟。如果你能找到干蒸房，效果最佳，因为干热能将系统内的更多垃圾排出。蒸桑拿的最佳时间是锻炼后。蒸桑拿前要喝些水，不要把杂志带进去——会释放我们身体试图排除的一些化学物质。

干皮刷洗

皮肤是排毒重要的器官。干皮刷洗有以下作用：

- 去除堵塞皮肤毛孔的死亡细胞，让皮肤呼吸更顺通，促进废物的排出；

- 改善皮肤内的淋巴和血液循环，让体液流回心脏；

- 将营养素运输到皮肤，清除污浊物质；

- 减少身体循环和排泄工作负荷；

- 让皮肤发热。

姜黄

姜黄具有抗炎作用，可以买胶囊服用，或者把它当作香料来烹调食物。我发现我的患者更倾向于服用胶囊。美瑞拉（Meriva）——附着在卵磷脂上的姜黄——比常规姜黄更容易吸收。

洗肠

　　你现在正在摄入大量纤维素，每天排便 1~2 次，这就足够了。如果你能做到的话，洗肠可以进一步帮助结肠清理你体内的毒素。洗肠能够强化该流程，因为结肠向肝脏发送信号，让肝脏释放、排出更多毒素。洗肠并不痛苦——实际上，大多数患者随后会感到重获新生。在肠道清理的这三周里，我建议一个星期洗肠一次，分别在第 7 天、第 14 天和第 21 天。孕妇以及有活动性肠疾、结肠或直肠出血的人，请不要洗肠。

梅根的情绪解毒和身体解毒

　　梅根是一位 34 岁的女性，来诊所找我是因为皮疹和慢性阴道霉菌感染。初诊时，我总会问这个问题："如果我能施魔法，你想先改善哪种症状？"她告诉我，虽然皮疹让人忧心，但她最想做的是忘记与她交往三年的前未婚夫。六个月前，她和他分手了。她说："我无法忘记他。"她还告诉我，自从那以后，她大部分时间都待在家里，周末很晚才起床，常常忽略关心她的朋友。

　　我怀疑她有些抑郁，建议她尝试使用一些有助于清洁皮肤、清除阴道症状，同时改善情绪的营养素排毒品。我让她采用与第 1 步和第 2 步类似的方案，每周来复诊两次，并采用针灸来加强她的心脏和心灵的能量。到了第二个周末，我问她关于她前未婚夫的事，她回答说："哦，我大概一周都没想起他了。"梅根的阴道症状和皮疹消失了，她在一个月内又开始约会了。

冥想瑜伽

每天冥想两次，每次 5~20 分钟。练习瑜伽。将你感谢的事情和想要摆脱的消极想法记录下来。身体排毒能敞开情感释放的大门。有时，有效的排毒方式包括释放不健康的消极信息和想法。

第 3 步：排除毒素

和第 1 步、第 2 步一样，第 3 步同样也需要三周的时间。但请记住，如果你没有每天排便，那只能完成到第 1 步。如果你每天排便，就可以完成为期三周的第 2 步和第 3 步。

绿色超级食品

每天在饮料中加入小球藻和螺旋藻。这些淡水藻类是温和的解毒剂。淡水藻类中的纤维素能包围重金属、杀虫剂，甚至多氯联苯（PCBs）。PCBs 是电气设备中使用的化工原料，20 世纪 70 年代被禁用，但它们现在依然存在于环境中，我们吃鱼和非有机黄油的时候会摄入 PCBs。绿色超级食品能帮助身体释放 PCBs。这些绿色补充剂比其他任何植物含有更多的叶绿素，能将毒素限制在消化道中，同时加快清理肠道、血流和肝脏的速度。小球藻和螺旋藻呈粉末状，与大多数绿色超级食品饮料一样，可以添加到一大杯水里。我建议每天早餐前约 30 分钟喝一杯挤了柠檬汁的绿色饮料。

芫荽叶

使用天然物质或化学制品清除有毒金属的方法称作螯合作用。芫荽叶（香菜）是一种含硫醇的常见药草，硫醇是一种活性成分，能穿透血脑屏障，结合汞，将其束缚，并将其释放到全身循环的血液中，肝脏和肾脏随之将汞排出体外。因此，硫醇是一种天然温和的螯合剂。芫荽叶中的硫醇能将你细胞内汞的电荷变为中性，让其扩散溶出。芫荽叶也具有降低血糖的属性，还有抗炎、抗菌和抗氧化剂的功效。芫荽叶有液态酊剂和胶囊两种形式。剂量取决于你所购买的芫荽叶的配方，因此要遵照标签说明服用。除非你同时在服用小球藻或螺旋藻产品，否则我不建议你服用芫荽叶，这样可以确保任何释放的金属都被排出体外。

大蒜和抗氧化剂

动物研究显示将大蒜和抗氧化剂与螯合剂一起使用，能更有效地将重金属从身体内清除而且实现更快修复。如果你喜欢新鲜大蒜，每天可以吃 1~2 颗。你可以把它们切成小块，用野花蜜搅拌起来，增加口感。如果你更喜欢胶囊，可以购买浓缩大蒜萃取物，每日两次，每次 600 毫克。

多种矿物补充剂

服用含钙（500 毫克）、镁（250 毫克）、锌（15 毫克）、硒（200微克）和锰（10 毫克）的补充剂。这些矿物质能阻止身体吸收铅、汞和铝等有毒金属。

功能更强大的螯合方法

尽管绿色超级食品、芫荽叶和大蒜都具有温和的螯合作用，但对那些重金属严重中毒的人来说，需要功能更强大的螯合方法。螯合剂是一种能清除体内组织中的金属或其他化学物质的化学药剂，可以以口服、静脉注射或栓剂的形式使用六周到几个月。螯合作用需要遵医嘱，包括常规血液检查肝肾功能。尽管螯合作用作为抑郁症疗法尚未被研究，但患者反映螯合作用能减少抑郁，让人变得更加机敏、记忆力更好。

尝试螯合作用前，请使用本章列举的更温和的解毒步骤，这些解毒步骤在大多数情况下效果不错。如果神经系统疾病的症状和状况严重（如多发性硬化后期、帕金森综合征、阿尔茨海默病或其他神经疾病），医药螯合作用可能是更好的选择。

健康体魄是健康情绪的关键。在本章中，我们不仅讨论了有哪些检测有助于发现身体和大脑的异常，还讨论了消化和消炎的重要性，并详细说明了如何清除导致情绪低落的有毒化学物质。尽管信息量非常大，但有必要了解的是，有许多因素会导致身体不健康、情绪低落，而且你可以采取一些步骤使这种情况得以逆转。

第 5 章

选择最适合你的自然疗法

流行音乐是阿司匹林，爵士是维生素。

彼得·托克（Peter Tork）

在我继续讨论有助于治疗抑郁症的其余补充剂之前，我需要分享一件让我无法忍受的关于补充剂和营养医学界的事。当然我坚信使用像胶囊、片剂、液剂、粉剂等自然药物的好处。我担心有时候这些补充剂会变成治疗的主要焦点，而把极少的时间投入任何其他治疗方法上。一些患者去看自然疗法医生和整体医学医生，购买了500~1000美元的补充剂，每月续买，甚至都不讨论睡眠、饮食、精神或压力管理。

每当提到抑郁症等慢性疾病，我希望你能记住仅依靠补充剂不太可能解决问题。使用圣约翰草代替左洛复并不是自然医学的行医宗旨。就其本身而言，圣约翰草有时能起作用，甚至可能比处方药的毒性小。但总的来说，期望单单使用圣约翰草——或任何药草或补充剂，而不考虑生活方式、饮食或环境因素——能疗愈一个人是不切实际的。该方法并不是良好的自然医学疗愈方法，只不过是用药草取代药物。请不要让自己陷入圈套。

我关心的另一个问题是如何来研究和描述自然医学。2011年5月，我读了一篇头条新闻，称"维生素D不能预防抑郁症"。当然，我对读这样的新闻很感兴趣。多年来，我一直在使用维生素D，目睹了维生素D在治疗情绪疾病、自身免疫疾病和炎症方面带来的惊人功效。长话短说，在一篇发表在备受尊敬的《英国精神病学杂志》（British Journal of Psychiatry）上的文章中，研究人员让2200位70周岁以上的女性在秋季或冬季注射500 000国际单位的大剂量维生素D，每年一次。结果他们发现：（1）维生素D似乎能增加跌倒和骨折的风险；（2）维生素D与预防情绪疾病无关。对我来说，该研究与人体的自然运行方式相去甚远，因此注定会失败。在自然界中人类什么时候一次能获得500 000国际单位的维生素D？我质疑身体能否知道该如何处理这种情况。不幸的是，媒体利用的信息是"人们服用维生素D，维生素D不能预防抑郁症"。传播这种歪曲事实的新闻对任何人无益。

如果我们想要从使用自然医学中受益，首先要通过问这个问题来对其进行研究：大自然打算如何让该营养素服务于我们的身体，我们能以何种疗法模仿这种功效？然后，我们需要通过范例来进行研究，这个范例也会解决一个人的饮食、生活习惯、睡眠、环境毒素和压力等问题。最后，把所有的这些方案结合起来作为一个综合性的方案来每天让大众受益。

如果我们像传统医学用药物来治疗疾病那样不假思索地来对待自然医学，那我们就会继续得出与"维生素D对抑郁症不起作用"类似的结果。医学研究是我很感兴趣的一个话题，由于错误的信息、设计不当的研究和哗众取宠等原因，媒体鼓动公众反对自然疗法，这让我痛心疾首。

补充剂就是维生素、药草和任何可置于胶囊或可制成粉剂、片剂或液剂用于帮助身体疗愈的药物。根据《韦氏高校词典》（第 11 版）（*Merriam-Webster's 11th Collegiate Dictionary*），补充剂是"完善和添加的物品"。想一想本书的组织方式：揭示了饮食、生活方式、睡眠、精神和压力管理后，我们才来讨论补充剂。这是因为需要先解决那些问题，让身体通过已知的方式真正疗愈。然后，我们可以使用补充剂来"完善"或"强化"疗效，但补充剂本身几乎不具有疗愈效果。

我并不是在阻止你服用补充剂。我们在血液检查这一小节讨论了很多补充剂；现在我们要关注其他可能对你有益的补充剂。我确实见证过许多患者在补充剂的帮助下快速好转，我见过许多补充剂被当作一个有价值的工具，帮助像你一样的人安全有效地戒断处方药。

令人心情愉悦的油类

健康油脂的摄入对良好情绪至关重要。大脑中约有 70% 的脂肪，因此，我们摄入的油类的质量和数量对大脑和神经系统的构成和机能至关重要。

鱼油

正如我们在第 2 章中所讨论的那样，鱼油为大脑机能和良好情绪提供必要支持。它富含欧米伽 –3 脂肪酸二十碳五烯酸（EPA）和二十二碳六烯酸（DHA）。这些能通过增加神经生长因子（NGF）——一种神经组织生长和修复必需的蛋白质——帮助身体和大脑创建新的神经组织。鱼油支持肾上腺（肾脏顶端的小腺体，有抗压功能）功能并形成更健康的心血管系统。

鱼油让细胞膜变得具有柔韧性，能降低炎症反应。不健康的饱和脂肪（来源于大多数肉类和油炸食物）会形成坚硬的细胞膜，让免疫系统产生炎症。与欧米伽-3脂肪酸相比，抑郁症患者体内有大量不健康的花生四烯酸（欧米伽-6脂肪酸）。服用鱼油能降低该比率。

正电子发射层析（PET）扫描检测有助于发现大脑中好脂肪含量低与抑郁症可能性增加之间的关联。例如，脑部前扣带和前额皮质中的DHA水平低会使这些区域变得过于活跃，从而使人很难做出决定和解决冲突。医学中的双盲安慰剂对照组试验研究表明，服用EPA和DHA能延长抑郁症的缓解期。因此，许多临床研究支持使用鱼油来治疗抑郁症、躁郁症、精神分裂症，甚至与帕金森病有关的抑郁症。

鱼油的剂量和毒性

鱼油常用的剂量为每日1克EPA和约1.5克DHA。请仔细阅读鱼油标签上的EPA和DHA含量，一定要购买将EPA/DHA含量讲清楚的鱼油产品。注意要寻找优质药用级别的鱼油，因为质量次级的产品可能会增加油脂酸败的可能性，也可能含有更多毒素或杂质。分子蒸馏能很容易去除鱼油中的毒素。任何优质公司都会采用该流程，确保你获得纯净的鱼油。

就我的经验来看，少部分患者服用鱼油有食道反流的情况。如果你属于这样的情况，可以尝试随餐或空腹服用鱼油，看哪种方法可以预防反流。有些人觉得胶囊会好些，然而另外一些人认为液态油最适合他们。有些患者称把胶囊保存在冰箱或冰柜中会减少反流和鱼腥味。如果上述建议都无法消除反流，那就尝试肠溶胶囊。尽管这些胶囊一般来说价格更加昂贵，难以吞咽，但很有效。

服用鱼油相当安全。然而，有些人对同时服用鱼油和抗凝血药物有些担心。如果你正在服用抗凝血药物，想开始服用鱼油，那就和你的医生商量从少量鱼油开始并定期检查凝血因子（使用凝血酶时间、凝血素时间和国际标准化比值血液检查），慢慢增加到治疗剂量。医生可以根据需要调节剂量。如果你和你的医生决定同时使用两种治疗方法，一旦你开始以治疗剂量服用，那确保每日鱼油摄入和药物摄入一致十分重要。

鱼油的食物来源

鱼是迄今为止鱼油的首要来源，这一点不足为奇。一项小型研究认为，每周吃两次三文鱼或金枪鱼可以有效补充鱼油，提高体内欧米伽 -3 脂肪酸的水平。其他研究表明，食物来源的欧米伽 -3 更容易被吸收。凤尾鱼、鲱鱼和沙丁鱼等小鱼含有丰富的欧米伽 -3。金枪鱼、鲨鱼、剑鱼、鲭鱼和三文鱼等大鱼可能受到了汞和有害杀虫剂的污染，所以在选择各种鱼时要了解原产地。鸡肉、鸡蛋和牛肉也是欧米伽 -3 脂肪酸的来源，前提是这些动物吃的是绿色植物而不是谷物，最好是自由放养的草饲动物。

植物油

许多患者问我关于摄入植物油的问题，因为他们是素食主义者，不愿摄入任何动物制品。在情绪疾病方面，植物脂肪酸没有得到充分研究。在一些病例中，抑郁症患者不能很好地将植物脂肪酸转化为 EPA，这意味着鱼油可能是更好的选择。

如果你要服用植物油，就要阅读标签确保能获得 4 克 α– 亚麻籽酸（ALA）。该含量能确保身体合成大量的 EPA 和 DHA。然而，对素食主义者来说，应确保亚油酸（LA）和 ALA 的比例不要太高，因为两者的失衡会影响人体内 ALA 到 EPA 和 DHA 的转化过程。LA 与 ALA 的比率为 4:1 或略低为最佳。最好的欧米伽 –3 素食来源是亚麻籽、葡萄籽油、核桃和豆腐。

γ- 亚麻酸

与健康油类有关，γ– 亚麻酸（GLA）是一种有助于生产前列腺素 E1（PGE1）的脂肪，并对情绪有帮助的免疫系统分子。许多抑郁症患者体内缺乏△ –6– 去饱和酶，该酶能将 LA 转化为 PGE1。慢性压力、糖尿病、肥胖症、衰老、胰岛素过多、咖啡、反式脂肪酸（氢化油）和酒精也会抑制这种酶的活性。对于这种酶不足的人来说，服用 GLA 补充剂是有帮助的。维生素 B_6、锌和镁等营养素也会促进该反应。

GLA–PGE1 路径：

植物脂肪→亚油酸（LA）＋△ -6- 去饱和酶→ γ- 亚麻酸（GLA）
→ DGLA → PGE1（愉快情绪）

特定种族的人似乎存在合成 PGE1 所需的△ –6– 去饱和酶不足的情况。尤其在以下人群中相当普遍，这些人的祖先含有 25% 以上的凯尔特人、爱尔兰人、苏格兰人、威尔士人、斯堪的纳维亚人或印第安人的血统。这些人酗酒的概率也较高。

你是否想过为什么酗酒者喜欢喝酒？我想可能是因为酗酒能改

善情绪：酒精能短时间刺激 PGE1 的生成，有助于提升情绪，直到 PGE1 水平再次下降，又会变得抑郁。对于酗酒者而言，这会导致一种借酒消愁的循环。即便是体内 △ –6– 去饱和酶充足的人也会因为反复酗酒，导致 LA 无法得到及时补给，从而导致 DGLA 耗尽。这些人也会发现需要更多的酒精来短暂增加 PGE1，从而提升情绪。幸运的是，你可以服用月见草或琉璃苣油形式的 GLA。它们很容易转化成 PGE1。对于酗酒者，这些油有助于减缓抑郁和借酒浇愁的需要。

GLA 的剂量和毒性

良好的 GLA 来源包括月见草油和琉璃苣油。GLA 的每日推荐剂量为 1000~2500 毫克。在大多数用药中，月见草油的每日剂量通常在 4000~8000 毫克之间，琉璃苣油的每日剂量大约是 10 000 毫克，以便获得 GLA 推荐量。GLA 每日剂量应少于 3000 毫克，这是上限。应避免每日摄入高于 3000 毫克的 GLA，因为这有可能提高花生四烯酸水平，并可能会加重炎症反应。使用 GLA 的适应证包括：乳房疼痛、抑郁情绪、易怒、肿胀和胀气等经前期综合征。

孕妇和有癫痫病史或前列腺癌患病风险的患者不能服用 GLA 补充剂。

GLA 的食物来源

黑醋栗是 GLA 的一种食物来源。

供给身体和大脑的维生素

我们会针对以下维生素对情绪的潜在好处分别对其进行讨论。

有些维生素可能包含在复合维生素中，而有些维生素最好以补充剂的形式服用。遵照以下给定剂量服用，可以确保最佳效果。

注意不要服用过量的维生素，尤其是任何脂溶性维生素（包括维生素 A、维生素 D、维生素 E 和维生素 K）。尽管按照建议剂量服用相当安全，脂溶性维生素会在你的系统中积累，一旦水平过高，就会变得有毒性。

维生素 D

对调节免疫功能、心血管功能和神经系统健康等许多生理过程而言，维生素 D 是一种重要的激素和辅助因子，详细内容请见第 4 章。在这一章中，我讨论了如何检测该维生素的含量以及确定服用剂量，以便获得最佳情绪。

硒

硒是一种重要的抗氧化剂，对甲状腺来说至关重要。它也是谷胱甘肽过氧化酶的辅助因子，谷胱甘肽过氧化酶是一种帮助身体生产谷胱甘肽的重要酶，而谷胱甘肽是体内最强大的抗氧化剂。至于甲状腺，硒能促进 T4（甲状腺素）转化为活化形式的 T3（三碘甲状腺氨酸），对理清思路、情绪、脂肪燃烧，甚至胆固醇水平都有帮助。研究表明，硒过低与抑郁、焦虑、困惑和敌意情绪的增加有关。更有甚者，当酗酒和抑郁症与低硒同时出现时，这种致命的组合会增加自杀的风险。相反，从饮食或补充剂中摄入大量的硒能改善情绪。

考虑到酗酒者体内的低硒倾向以及硒水平与情绪疾病之间的关系，我们建议抑郁症患者、酗酒或酒精依赖者，以及两者兼有的人服用硒补充剂。

硒的剂量和毒性

我给患有甲状腺疾病和酒精上瘾的患者服用硒。常规剂量为200~400 微克（请注意不是毫克，而是微克，它等于 1 毫克的千分之一，所以我们讨论的是极小量）。总的来说，按规定剂量服用时，硒是相当安全的。

硒的食物来源

坚果是这种矿物质的良好来源，尤其是巴西坚果。其他来源有鱼（特别是橘棘鲷和金枪鱼）和全麦面粉。

铬

正如我们在第 4 章中所讨论的那样，血糖控制不良（低血糖、血糖波动、高血糖和糖尿病）会导致情绪问题，也与中度到重度抑郁症相关。微量元素铬是体内葡萄糖耐量因子的组成元素，是身体用来平衡血糖的复杂分子。铬也有助于激活血清素，增强身体辨别胰岛素的能力（胰岛素敏感度——对糖尿病患者来说是一个大问题）。

铬吡啶甲酸酯是铬的几种形式之一。在一项关于铬吡啶甲酸酯的研究中，对 15 名非典型重度抑郁症（抑郁症的一种类型，约占所有抑郁症病例的 20%）患者进行了研究。这类抑郁症难以诊断，更难得到有效治疗。非典型抑郁症患者体验到的症状不同于大多数抑郁症患者，包括对积极事件产生积极情绪，对感知到的批评或拒绝做出沮丧的过激反应。同时，他们可能会产生肢体笨拙的感觉（如腿麻），受到体重增加、胃口大增、嗜糖和嗜睡的困扰，参见表 5-1。

表 5-1 非典型抑郁症症状

谁	非典型抑郁症症状
每个人	对拒绝非常敏感，嗜糖
成年人	身体症状：腿麻、头痛、疲劳、消化疾病
老年人	困惑、思维能力缓慢、整体功能低下
儿童	易怒、学习成绩下降、社交兴趣降低

在该研究中，10 名患有非典型抑郁症的患者每日服用 400~600 微克的低剂量铬，其余 5 名患者服用安慰剂。结果非常令人鼓舞，70% 服用铬的患者产生了积极疗效，而没有一名服用安慰剂的患者产生积极疗效。铬吡啶甲酸酯具有良好的耐受性，不会产生显著的副作用。

第二项研究是 2003 年来自杜克大学（Duke University）的研究，该研究对 113 名非典型抑郁症的患者进行了为期八周的观察，研究人员给这些患者服用 600 微克铬或安慰剂。与早期小规模研究不同的是，这些患者情绪本身并无差异，但胃口、饮食、嗜糖和情绪波动等方面均有所改善。有嗜糖症状的患者产生的效果最佳。

虽然这两项研究不能让我们确定铬本身是否能疗愈抑郁症，但一目了然的是，铬能解决情绪问题中的血糖和胃口方面的问题，帮助你完成疗愈的目标。如果你嗜糖或被诊断为非典型抑郁症，无疑值得把铬作为你的整体自然疗法中的一部分来尝试。

铬的剂量和毒性

目前尚未发现每日服用 400~600 微克标准剂量的铬有副作用。可遵照医嘱服用更高剂量。

铬的食物来源

洋葱、长叶莴苣和西红柿是最好的铬的来源。酿啤酵母、肝脏（我相信每个读到这里的人都喜欢肝脏）、全谷物干麦片和牡蛎也是良好的来源。如果要购买肝脏，请选择天然饲养动物身上的肝脏，以避免其内储存着毒素。

维生素 B_3 和 B_6

B 族维生素对大脑生产神经递质和身体生产让人心情愉悦的像 PGE1 那样的前列腺素至关重要（见本章 GLA 部分）。

维生素 B_3

因治疗焦虑症的功效而闻名，维生素 B_3（烟酰胺）也能抑制色氨酸吡咯酶，从而有利于身体产生血清素。维生素 B_3 也有助于色氨酸转化为 5– 羟色氨酸。因此它至少能通过两种方式来增加血清素的生成。

维生素 B_6

维生素 B_6（吡哆醇）是将左旋色氨酸转化为血清素的主要辅助因子，因此缺乏维生素 B_6 会导致情绪低落和抑郁症。应该指出，一项研究发现，与服用安慰剂相比，单独服用维生素 B_6 补充剂效果极小。这表明缺乏维生素 B_6 不可能是唯一的原因。

维生素 B_3 和 B_6 的剂量和毒性

B 族维生素能溶于水，一般情况下是安全的。每日随餐多次服用 100 毫克维生素 B_3 也具有强化色氨酸剂量的功效。维生素 B_6 的剂量通常为 20 毫克，每日两次。长期服用高剂量（每日 200 毫克或以上）的维生素 B$_6$ 可能会导致手脚刺痛和疲劳。维生素 B$_6$ 每日剂量应以不超过 100 毫克为宜。

维生素 B$_3$ 和 B$_6$ 的食物来源

极好的食物来源包括金枪鱼和蘑菇。其他的来源包括灯笼椒、香蕉、土鸡、三文鱼、菠菜、芜菁叶、大蒜、羽衣甘蓝、球芽甘蓝和鳕鱼。

锌

作为矿物辅助因子，锌负责我们健康的许多方面，包括伤口愈合、免疫和神经系统平衡。对于抑郁症患者来说，锌水平越低，抑郁症越严重。与叶酸一样，锌可以帮助原先没有疗效的药物变得更有效（详情参见第 7 章）。一项研究表明，锌可以通过阻断谷氨酸的毒性作用来保护脑细胞。

锌的剂量和毒性

锌的每日最佳剂量为 15~30 毫克。服用锌可能导致胃不舒服，因此应当随餐服用。如果你服用锌的时间已超过两个月，最好每日服用 1~2 毫克铜，因为额外的锌会导致身体流失一些铜。

锌的食物来源

我们知道，锌与动物蛋白同存，牛肉、羊肉、火鸡、鸡肉、猪肉、蟹肉、龙虾、蛤和三文鱼中含有锌。锌含量最高的蔬菜是南瓜子。

镁

镁是我最爱的营养素之一。虽然我们知道镁对心脏有益，能够放松肌肉、保持精神镇静，但很少有人会想到它在情绪低落和抑郁症方面的功效。然而，我日常使用镁来维持我自己的情绪平衡，我把它视为我许多患者的坚强盟友。

一般来说，缺镁难以被识别，但据报道，80% 以上的抑郁症患者和有自杀倾向的患者脊髓液中的镁含量偏低。镁是一种重要的微量元素，而标准美国饮食中镁的含量相当低，因为我们在加工食物的过程中，去除了许多营养素。例如，仅 16% 的镁被保留在精制面粉中，并且大多数饮用水中的镁已经被除去了。此外，摄入碳水化合物和矿物质流失会导致体内镁含量偏低。食用白面粉面包、蛋糕和饼干等简单的碳水化合物很危险，不仅因为这些食物中缺乏优质的营养物质，而且它们也会导致血糖失调并消耗体内的矿物质。

最近一项针对 5708 名 46~74 周岁的挪威人的研究发现，镁摄入量越低，情绪越糟糕。有四篇已发表的个案研究表明，每日随餐和就寝时服用 125~300 毫克的镁（以甘氨酸或牛磺酸的形式）的患者在七天内重度抑郁症痊愈了。

缺镁也会导致炎症。神经组织变得很容易受损，从而增加炎症和抑郁症患病的概率。其他研究也表明低镁会导致炎症和 CRP 水平上升（参见第 4 章）。

镁的剂量和毒性

常用镁的每日剂量为 300~700 毫克。镁相当安全。然而，对于有肾脏疾病的患者来说，不建议服用镁。有时镁会导致稀便，硫酸镁（存在于泻盐中）、氧化物、氢氧化物或氯化物等非螯合物通常比螯合苹果酸盐、柠檬酸盐或甘氨酸盐更容易导致腹泻。对于有情绪疾病的患者，我通常推荐甘氨酸镁。

镁的食物来源

矿泉水中含有镁。实际上，许多专家认为尽管法国人喜欢吃更丰富油腻的食物，但他们对矿物水的情有独钟让他们保持心脏健康。此外，唐莴苣、西葫芦、赤糖糊、菠菜、芥菜、大比目鱼、芜菁叶和种子（南瓜子、葵花子和亚麻籽）都是良好的来源。

大脑中的氨基酸：促进情绪好转

氨基酸在帮助情绪好转方面起着特殊的作用。尽管大多数维生素和矿物质在神经递质的生成中起到辅助作用，但氨基酸却是神经递质的组成部分，它们在促进情绪好转方面扮演着重要角色。

色氨酸和 5- 羟色氨酸

色氨酸是血清素的前体氨基酸，对情绪和睡眠而言可能是最受欢迎的氨基酸之一。它是一种强效抗氧化剂。研究表明，抑郁症患者体内的色氨酸明显低于正常对照组。而且不出所料的是，研究发现由色氨酸转化成的 5– 羟色氨酸（5–HTP）的耗竭可能会增加抑郁症患者自杀的概率。

转化过程如下：

色氨酸→ 5– 羟色氨酸→血清素→情绪好转

被称为血清素摄取抑制剂（SSRIs）的抗抑郁药物的理想疗效

是通过减缓大脑分解血清素的速度来提高血清素水平。补充色氨酸或 5- 羟色氨酸可以让身体有更多原料来生产更多的血清素。与抗抑郁药物相比，许多天然药物医师认为使用色氨酸或 5- 羟色氨酸是更好的抗抑郁方法，因为它能让身体更好地控制该过程，并可能避免 SSRIs 带来的常见副作用。

在支持血清素方面，考虑消化道的作用和健康至关重要。正如我们在第 4 章中所讨论的，消化功能紊乱、血清素水平异常与精神疾病是联系在一起的。有效治疗消化功能紊乱并搭配食物优化色氨酸的摄取，可以平衡色氨酸和血清素水平，从而缓解抑郁症。自然疗法中的"治疗肠道"的理念是治疗抑郁症的一个重要步骤，是通过增加整体血清素的水平来达到疗愈的目的。

尽管有以往的证据，但是针对色氨酸和 5- 羟色氨酸的研究相对较少。随着药物的普及，大部分研究已经停止。最近针对 108 项色氨酸和 5- 羟色氨酸研究的元分析发现，只有两项研究（共 64 名患者）符合足够的质量标准。这些研究表明，与安慰剂相比，5- 羟色氨酸和左旋色氨酸更能缓解抑郁症，效果比抗抑郁剂更佳，因为抗抑郁剂和安慰剂一样不起作用。不过，仍然需要大规模个体的高质量研究。

色氨酸和 5- 羟色氨酸的剂量和毒性

如果患者想采用自然疗法并避免用药，我强烈建议补充高质量的色氨酸或 5- 羟色氨酸。如果考虑其中一种，我建议先从 5- 羟色氨酸开始，研究表明 5- 羟色氨酸能更有效地穿过血脑屏障进入大脑。此外，如果口服 5- 羟色氨酸，那么在其转化为血清素的过程中会被吸收 70%，而口服色氨酸的话，吸收量约为 3%，所以 5- 羟色氨酸服用量少得多。

5-羟色氨酸的起始剂量为 100 毫克，每日三次，后可以增至 200 毫克，每日三次，空腹服用。由于需要更多研究来优化给药方案和数量，最好每天先空腹服用 500 毫克的色氨酸，如有需要，随后可增至每日 2 克。如果你晚上失眠的话，我通常会建议你在睡觉前 30 分钟吃点苹果片等简单的碳水化合物，然后服用 500 或 1000 毫克的色氨酸。

按照相应剂量服用时，色氨酸和 5-羟色氨酸是相当安全和有效的。在 1989 年，约 1000 人服用色氨酸补充剂后出现了肌肉和关节疼痛、发高烧、四肢肿胀、虚弱和呼吸急促等症状，随即嗜酸性粒细胞增多-肌痛综合征（EMS）在美国引发关注。不幸的是，约有 30 人死亡。起初该补充剂受到了谴责，随后在美国被禁用，尽管如此，但是污染物才是真正的元凶——与色氨酸无关。这件事的罪魁祸首是一家质量控制不足、无权生产补充剂的公司。如今，色氨酸又重回市场，没再出现毒性方面的问题。

能将 5-羟色氨酸或色氨酸与药物一同服用吗

与色氨酸和 5-羟色氨酸有关的一个问题是：血清素综合征——多种 SSRI 药物或一种 SSRI 药物与一种自然疗法结合起来的状况——可能会增加血清素水平。该综合征的表征是激动、困惑、幻觉、心跳加速、血压变化、发热、身体协调问题、反射亢进，或恶心、呕吐、腹泻等胃肠道症状。严重情况可引起体温和血压急剧波动以及心理状态变化，甚至昏迷。血清素综合征出现在 2005 年发表的一项研究中，研究人员让四名老年患者同时服用曲马多（止痛药）和瑞美隆（抗抑郁药）。研究结果表明，同时使用这两种药物引起了血清素综合征，但针对药物和色氨酸同时使用的研究结果是安全的。

在一项针对 30 名抑郁症患者的为期八周的随机对照实验中，研究人员发现，治疗初期让患者每日同时将 20 毫克的百忧解与 2 克色氨酸结合服用似乎是一种安全的治疗方案。它同时具有快速的抗抑郁作用和慢波睡眠保护作用，不需要监测药物水平。

虽然大多数精神科医生都害怕将色氨酸等天然药物与常规药物混合使用，但这项研究表明，在适当的时候，可以成功安全地将两者结合起来。目前，尚无针对将 5- 羟色氨酸与 SSRI 药物结合起来的研究，但根据我的临床经验，低剂量的 5- 羟色氨酸与药物搭配使用能有效避免增加药物剂量，并帮助患者戒断药物（参见第 7 章）。

谨慎结合使用 SSRI 药物和色氨酸可能不会产生副作用，且是一种有效治疗抑郁症的综合性方法。当然，要让你的医生知道你是否在使用天然补充剂。你可以将这本书的内容和你的医生分享。

色氨酸和 5- 羟色氨酸的食物来源

所有蛋白质食物中均含有少量色氨酸。香蕉、火鸡（这可能让许多人在感恩节那天昏昏欲睡）、红肉、乳制品、坚果、种子、大豆、金枪鱼和甲壳类水生动物中含量相对较高。目前还没有发现 5- 羟色氨酸的食物来源。

苯丙氨酸和酪氨酸

儿茶酚胺指的是两种神经递质：肾上腺素和去甲肾上腺素。这些都是由你的肾上腺产生的，帮助你感觉清醒、警觉，并激发积极性。抑郁症的主要症状可能是由儿茶酚胺不足引起的。

如同色氨酸和 5- 羟色氨酸是产生血清素的前身，L- 苯丙氨酸和酪氨酸是多巴胺（DA）的前身，多巴胺再转化成肾上腺素和去甲肾上腺素（NE）。

苯丙氨酸和酪氨酸神经递质通路：

苯丙氨酸 → PEA → 酪氨酸 → 多巴胺 → 肾上腺素和
去甲肾上腺素 → 好情绪

莲娜和 5- 羟色氨酸

一位非常沮丧、焦虑的患者——48 岁的莲娜来到了我的办公室，过去三年来，她尝试了五种不同的抗抑郁药物。仔细听了她的故事后，我让她做了一些检查，我了解到她的甲状腺功能未达最佳标准；维生素 D、维生素 B_{12} 和铁含量低；她的早期生活经验让她产生了消极的思维模式，影响她产生乐观的想法。

为了帮助莲娜，我给她开了一些必需氨基酸、维生素 D、维生素 B_{12} 和铁以及甲状腺营养素。我们还帮助她改善消化功能，促进营养素的吸收。我还给她开了 100 毫克的 5- 羟色氨酸，每日两次，并建议她做针灸。与此同时，她开始解决自己的消极思维模式。开始治疗约一个月后，她的抑郁症得到了缓解，她不再需要抗抑郁药物。单用抗抑郁药似乎对她不起作用，但我们使用多种方案同时解决她健康的问题，治愈了她的抑郁症。

苯丙氨酸是一种脑苯乙胺（PEA）前体，它是促进整体能量和提升情绪的氨基酸衍生物。苯丙氨酸转化为酪氨酸，酪氨酸又转化为多巴胺，随后转化为肾上腺素和去甲肾上腺素，刺激神经系统。针对那些体内苯丙氨酸和酪氨酸缺乏人群的研究发现，这些人更不容易得到满足、态度更冷漠——有时候你是否也有这样的感受？

对与抑郁相关的苯丙氨酸和酪氨酸所进行的高质量的研究为数不多。在一项 1975 年的研究中，给 23 名药物治疗失败的抑郁症患者服用 50 ~ 100 毫克的苯丙氨酸 15 天，其中 17 位患者在服药的第13 天情绪恢复正常。而一篇来自 1986 年的报道写到，给 40 名抑郁症患者服用 14 克苯丙氨酸，31 名患者的抑郁情绪有所改善。

酪氨酸能让机体更好地抵抗外在的压力和困难的挑战。1989 年的一项研究发现，对于暴露在极冷和缺氧环境中并连续工作 4.5 小时的被试，酪氨酸可以明显改善其不良情绪，提高其工作能力。对于那些睡眠不足的人群，酪氨酸可以明显改善其脑力和意志力。

苯丙氨酸和酪氨酸的剂量和毒性

如果你超重、有很强的食欲、经常性疼痛（可能是偏头痛或关节炎）、身体正在承受巨大的压力、动力不足、冷漠，这些氨基酸可能会对你有帮助。我使用酪氨酸和葡萄糖耐受因子（GTF ——由一种天然形式的铬构成的补充剂）帮助正在尝试戒烟的患者缓解了烟草戒断的症状。

L 型苯丙氨酸的每日剂量至多为 14 克，分次服用。据研究，D型苯丙氨酸的每日剂量为 350 毫克。作为一种抗抑郁剂，L – 酪氨酸的剂量可在 500 至 1000 毫克之间，每日 2~3 次，而一些研究则认为每日总剂量可高达 6000 毫克。因为酪氨酸具有刺激性，建议白天服用，并在晚上加 1000~1500 毫克的 L– 色氨酸或 50~100 毫克的 5– 羟色氨酸来促进睡眠，这可能是不错的轻度到中度抑郁症组合治疗方案。暂无同时服用苯丙氨酸和酪氨酸的相关研究。

服用过多苯丙氨酸或酪氨酸会导致血压升高、情绪激动、失眠或头痛。苯酮尿症（PKU）是一种身体无法将苯丙氨酸转化为酪氨酸的疾病。PKU 患者不应该补充苯丙氨酸，同时要提防人造甜味剂。你有没有注意到关于无糖汽水标签上的警告信息？

酪氨酸的使用在一般情况下似乎是安全的，但剂量大于 9 克就会引发恶心、腹泻、头痛、呕吐或过度紧张等症状，避免夜间服用可防止失眠。服用单胺氧化酶抑制剂（MAOIs）治疗抑郁症的患者或高血压患者不应服用酪氨酸。多发性骨髓瘤（一种骨髓细胞癌症）患者忌用酪氨酸。格氏病或甲状腺过度活跃的患者应谨慎补充酪氨酸，因为它可能会提高甲状腺激素水平。

苯丙氨酸和酪氨酸的食物来源

一些富含苯丙氨酸的来源包括圆酵母、大豆分离蛋白和浓缩蛋白、花生粉、干螺旋藻、海藻、脱脂或低脂大豆粉、盐干鳕鱼、豆腐干或冻豆腐、帕尔马干酪、杏仁粉、干烤大豆坚果、干西瓜子和胡芦巴种子。酪氨酸存在于鱼、豆制品、鸡肉、杏仁、鳄梨、香蕉、乳制品、利马豆和芝麻籽中。

磷脂酰丝氨酸

和脂肪酸一样，磷脂酰丝氨酸也是大脑神经细胞细胞膜的主要组成成分。它在调节应激激素皮质醇方面起着至关重要的作用。已知抑郁症患者的应激激素皮质醇水平较高，高水平的皮质醇会破坏大脑的某些区域。磷脂酰丝氨酸可以帮助降低皮质醇水平，保护你的大脑。

两项研究发现，锻炼后每日服用 800 毫克磷脂酰丝氨酸可降低皮质醇水平。一项针对 10 名老年女性抑郁症患者的研究发现，每日200 毫克的剂量可改善抑郁症状和记忆力。

磷脂酰丝氨酸的剂量和毒性

我通常给身体压力过大、记忆力差、皮质醇过高的人推荐磷脂酰丝氨酸。如果你想检查系统内的皮质醇水平，可以请你的自然疗法医生或其他整体功能医生给你做唾液皮质醇测试。可以每天服用200~800毫克的磷脂酰丝氨酸，分几次空腹服用。在压力大的情况下尤其有效。一项针对130名患者的研究显示，服用磷脂酰丝氨酸不会产生不良副作用——实际上，这对肝功能有好处。

磷脂酰丝氨酸的食物来源

磷脂酰丝氨酸含量最高的食物来源是鲭鱼、鲱鱼、鸡肝、金枪鱼、软壳蛤和白豆。除白豆外，所有蔬菜中所含的磷脂酰丝氨酸的量很少。

S- 腺苷 -L- 蛋氨酸

S- 腺苷 –L– 蛋氨酸（SAMe）是一种大脑在进行各种神经递质合成时自然产生的分子。SAMe 并不是一种新物质，早在 1952 年，科学家就描述了它的化学过程。在欧洲，它已经被使用了数十年，在意大利、西班牙、德国和俄罗斯，它属于处方药。

尽管我们尚不完全清楚 SAMe 的抗抑郁机制，但它能与叶酸和维生素 B_{12} 一同促进多巴胺、血清素和去甲肾上腺素等神经递质的形成，所有这些神经递质对良好情绪来说都是必不可少的。

叶酸 – 维生素 B_{12} / SAMe 路径：

叶酸 + 同型半胱氨酸 + 维生素 B_{12}（甲基化反应）→蛋氨酸→
　　SAMe →多巴胺 / 血清素 / 去甲肾上腺素→良好的情绪

没有足够的 SAMe，你的身体就无法形成结构良好的脂肪髓鞘，这对健康的神经细胞电传导来说是必不可少的。SAMe 不足与高同型半胱氨酸有关（参见第 4 章），会使大脑毒素谷氨酸增加。同型半胱氨酸也会破坏血管壁黏膜，引发炎症和心脏病。所有这些都会促进包括抑郁症在内的各种疾病的发展，SAMe 有助于缓解这些疾病。

研究发现 SAMe 能安全有效地治疗轻度和中度抑郁症，据报道，SAMe 比传统抗抑郁药起效更快。一项针对 47 项研究的元分析表明，SAMe 能显著改善情绪。SAMe 的疗效明显比安慰剂的好。也有许多研究直接将 SAMe 与三环类抗抑郁药进行比较，其中八项研究表明 SAMe 能带来相同的好处，而且造成的副作用明显较小。

在一项无对照实验中，研究人员让 13 名患有帕金森病的抑郁症患者每日服用 800~3600 毫克 SAMe，持续 10 周时间。11 名患者完成了该研究，其中 10 名患者抑郁情况至少改善了 50%。

关于 SAMe 对治疗重度抑郁症的研究较少，所以不知道 SAMe 在治疗重度抑郁症方面是否具有与治疗轻度和中度抑郁症相同的功效。对于遭受心血管疾病、帕金森病或痴呆症等其他健康挑战的老年患者，它可能是一个不错的首选。三项发表的病例报告显示，儿童服用 SAMe 是安全有效的。

SAMe 的剂量和毒性

因为刚开始服用 SAMe 可能会引起恶心，我建议头两天的剂量为 200 毫克，每日两次。第 3 天的剂量增至 400 毫克，每日两次。第 10 天的剂量为 400 毫克，每日三次。第 14 天的剂量为 400 毫克，每日四次。SAMe 除了可能引发轻度胃功能紊乱外，无已知毒性。SAMe 价格昂贵，所以对你的钱包来说，可能有点毒害。

SAMe 的食物来源

你的身体可以合成 SAMe。无已知食物来源。

褪黑素

褪黑素是一种强大的抗氧化剂，是由大脑中部一个被称为松果体的小腺体产生的。天变黑时，松果体会分泌这种激素。不同年龄段的人群褪黑素出现的峰值有所不同（见图 5-1）。此外，暴食症、纤维肌痛、乳腺癌和抑郁症患者体内的褪黑素水平较低。褪黑素导致血清素激增，有助于缓解抑郁症状。

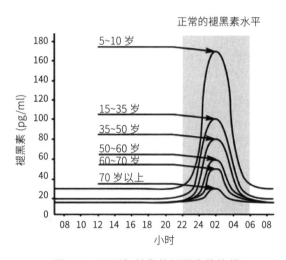

图 5-1　不同年龄段的褪黑素的峰值

重新训练你的昼夜节律

褪黑素的释放峰值是在夜间，但患有抑郁症或恐慌症的人褪黑素释放峰值会延迟。这被称为睡眠相位后移症候群（DSPS），这使得许多抑郁症患者通宵醒着或睡得太晚。如果你也是这样，那么你可能需要补充褪黑素，并重新训练你的昼夜节律。

阵发性抑郁（时而出现轻度抑郁）或季节性情感障碍（SAD，即与白昼更短、日照更少的秋冬季节相关的轻度抑郁症）患者体内的褪黑素低于正常水平。小型研究已经证明褪黑素可以成功治疗这些疾病。

如果你晚上睡不着，早醒，你可能想试试下面的计划。

昼夜节律重置计划

以下计划可以帮助你重置昼夜节律。

1. 晚上 11 点就寝，就寝前 30 分钟服用 1 毫克褪黑素，并设定一个早上 7 点的闹钟。

2. 早上 7 点醒来，服用肾上腺素补充剂。我推荐含肾上腺体的补充剂，它有助于维持身体自然的早晨节奏。许多肾上腺补充剂中还含有维生素 B5（泛硫乙胺）和刺五加（一种对肾上腺功能有很大帮助的人参）。

3. 在明亮的阳光下散步。如果无法做到，使用 10 000 勒克司的灯箱照射 30 分钟。

4. 阅读本章后面有关顺势疗法中的飞燕草治疗的症状表。如果有上述症状，服用 5 粒 30C 剂量的药丸，每日一次，持续两周。

这些步骤能帮助你在大约四周内重置昼夜节律。

褪黑素的剂量和毒性

褪黑素的通用剂量可能在 0.5~6 毫克之间，睡前 30 分钟服用。

我通常建议从 1 毫克开始，如果你感觉早上有点昏昏欲睡，可以减少剂量。如果 1 毫克似乎不能帮助你入睡，可以增加剂量。请记住，如果你无法入睡，你可以服用色氨酸（参见第 3 章）或时释性褪黑素（能延时释放褪黑素），它能维持整晚的褪黑素水平。有些研究会在迟午后和晚上使用 0.125 毫克极低剂量的褪黑素。如果你发现睡前服用对你不起作用，那么在下午 4 点和晚上 8 点可尝试低剂量的褪黑素。

只要在就寝时间晚上 10 点到 11 点半前 30~40 分钟服用褪黑素，产生副作用的概率就极低。一些文献认为褪黑素可能让人变得更悲伤。尽管我没有见过这种情况发生，但这是有可能的，所以听从你身体的信号。如果你有夜间哮喘的症状，那么应避免服用褪黑素。

褪黑素的食物来源

已知燕麦对身体有镇静作用，而且还含有一些褪黑素。然而，要获得与补充剂药丸相同剂量的褪黑素，你需要吃大约 20 碗燕麦。甜玉米和大米也是褪黑素的来源。姜、西红柿、香蕉和大麦也含有少量褪黑素。

最适合你的中草药

世界卫生组织预计，世界上 80% 的人用植物作为草药来治疗常见疾病。约 25% 的药品有植物来源。植物药材学中有许多治疗抑郁症的草药，这一点不足为奇。植物药材是抑郁症患者强有力的盟友，通常比药物风险小。

圣约翰草

圣约翰草（贯叶连翘）一直以来被誉为研究最多的草药，是一种五瓣黄色开花植物，因其治疗轻度至中度抑郁症的功效而备受赞誉。它最初是用来避邪的，事实上，它的拉丁文含义是"在鬼之上。"根据《中枢神经系统药物》（*CNS Drugs*）上的一篇文章，服用圣约翰草现在正成为世界标准的抗抑郁剂疗法之一。

尽管进行了大量的研究，但研究人员仍不能完全弄清楚圣约翰草为什么能有效地治疗抑郁症。最初，人们认为它与第一种用于治疗抑郁症的药物单胺氧化酶抑制剂（MAOIs）发挥功效的机制一样，通过减缓神经递质的分解而发挥功效。但后来的研究表明，它阻止了让人感觉良好的神经递质乙酰胆碱的分解，乙酰胆碱有类似血清素的活性，或者就像一种副作用更小的弱 SSRI（选择性血清素再摄取抑制剂）。它还能温和地平衡其他神经递质的水平，包括去甲肾上腺素和多巴胺，以及令人镇静的 γ-氨基丁酸（GABA）。它也可以促进甲状腺激素的产生。还有研究表明，这种神奇的草药具有消化、抗炎和神经保护的作用。圣约翰草能在体内产生多种有益功效，并可能解决多个问题所导致的情绪低落。

虽然圣约翰草作为抗抑郁剂而变得广为人知，但它曾被用于解决消化和神经系统等方面的多种问题。这种草药与抑郁症相关的最佳应用是治疗慢性情绪低落，这种疾病会让你变得不快乐，但也不至于早上起不了床。它在医学上的术语是慢性精神抑郁（dysthymia）。

"圣约翰草不起作用"

两项广为人知的临床研究表明，圣约翰草对治疗抑郁症毫无价值。这些研究问世的时候，媒体欣然称圣约翰草对治疗抑郁症不起作用。其中一项研究是一项为期八周的试验，研究人员让重度抑郁症患者每日服用 900 毫克的低剂量圣约翰草。如果该疗法没有产生任何反应，则将剂量增至每日 1200 毫克。一项类似的研究试图通过使用 1800 毫克的剂量来达到改善抑郁症的功效。

鉴于这些试验是由一家生产抗抑郁剂的公司资助的，以及长期以来有关圣约翰草的研究所呈现出来的正面结果，我怀疑这些已发表研究的有效性。我感觉，以严重抑郁症患者作为研究对象、短期研究（圣约翰草要服用长达 12 周才发挥全效）以及小剂量草药都产生了对圣约翰草造成不利影响的结果。2002 年发表的为期八周的研究也犯了低剂量的类似错误。这项研究最有价值的点是对照药物左洛复（舍曲林），一种副作用更强的药物，它的药效依然不如低剂量的圣约翰草或安慰剂。

关于圣约翰草的研究

2008 年，在德国慕尼黑进行了一项关于圣约翰草的元分析研究。它回顾了 29 项涉及总计 5489 名重度抑郁症患者的高质量试验，并将圣约翰草提取物与安慰剂或百忧解（氟西汀）、左洛复（舍曲林）、丙咪嗪、西酞普兰、帕罗西汀、阿米替林等标准抗抑郁药进行对比。这些研究来自许多国家，测试了多种不同的圣约翰草提取物。结果显示，所测试的圣约翰草提取物优于安慰剂，并且至少和标准抗抑郁剂一样有效。此外，服用圣约翰草提取物的患者因不良反应而退出试验的可能性更小。最近一项研究表明，药物抗抑郁剂的副作用比圣约翰草高 10~38 倍。

圣约翰草的剂量和毒性

圣约翰草的剂量通常为 900~1800 毫克的标准提取物，全天分三次服用。然而有些文献表明每日 1~2 次药效较好。常用酊剂 1∶5 酊（1∶5 代表液体中全草的浓度）的剂量范围为 20~60 滴，每日三次。通常来说，从新鲜药草中提取的提取物（更浓缩的形式）为 5 毫升，每日 2~3 次。请查看你正在服用的药品上的标签，检查药品的种类和浓度。

我通常建议我的患者使用标准化的含 0.3% 的金丝桃苷的贯叶连翘胶囊或片剂。如果你的药品是按照这个比例调配的，标签上会提到这一点。作为一种标准药品，圣约翰草中有许多重要的化学成分。我喜欢使用液体酊剂草药。如果你也一样，那就去寻找一种呈深红色、散发着浓郁芬芳的液体酊剂。

对于老年患者或先前患有传导性心脏功能障碍的患者，研究发现高剂量的圣约翰草提取物比三环类抗抑郁剂对心脏功能更安全。

圣约翰草的副作用较小，尤其是与抗抑郁药物相比。虽然血清素综合征的症状不被视为圣约翰草的隐患，但它与抗抑郁药物、色氨酸或 5– 羟色氨酸搭配使用时，须注意血清素综合征的症状（见色氨酸部分的讨论）

圣约翰草与其他药物的相互作用

研究表明圣约翰草可以增强或减弱其他药物的循环水平。因此，如果你正在服用处方药，在开始服用圣约翰草之前要向医生或药剂师咨询。很多药物可能有我们不了解的相互作用，所以我建议在你不确定的情况下不要服用圣约翰草。已知圣约翰草会妨碍以下药物的药效：

- 抗凝血剂：苯丙香豆素、华法林（香豆素）；

- 抗焦虑剂：阿普唑仑；
- 抗抑郁剂：阿米替林；
- 抗组胺剂：非索非那定；
- 避孕药；
- 血压药物：戊脉安；
- 抗癌药物：伊立替康、拓扑异构酶 -II 抑制剂化疗；
- 降胆固醇药物：辛伐他汀；
- 糖尿病药物：甲苯磺丁脲；
- 心脏药物：地高辛；
- HIV 药物：茚地那韦、奈韦拉平、蛋白酶抑制剂；
- 免疫抑制剂：环孢素、他克莫司；
- 鸦片类药物 / 成瘾性药物：美沙酮；
- 呼吸系统药物：茶碱镇静药咪达唑仑。

另一方面，最新研究报告指出圣约翰草可能对某些药物有增强作用。氯吡格雷是一种用于帮助许多心脏病患者降低凝血作用的药物。对约 20% 的患者来说，该药没有任何功效。在一项研究中，研究人员让对氯吡格雷不产生任何反应的患者服用 300 毫克的圣约翰草，每日三次，发现它能将药效提高 36%。这项研究还指出，圣约翰草不会给正在服用降胆固醇药物的患者的胆固醇水平带来负面影响。

圣约翰草的植物精髓

从历史上看，圣约翰草对感到孤立、无法融入集体，以及与世隔离的患者尤其有用。它是一种极好的伤口愈合剂，能很柔和地让紧张的人镇静下来。在我的实践中，我发现这种药草通常会给抑郁症患者带来最好的效果。如果你能从床上爬起来，完成工作，但常常情绪低落、自尊心脆弱、生活热情不高，这对你来说可能是最适合的。

薰衣草

薰衣草（狭叶薰衣草）油主要用作芳香舒缓精油，日常沐浴的薰衣草油能改善心情、减少攻击性，让人变得更加积极乐观。一项双盲随机对照试验研究表明，口服型薰衣草搭配抗抑郁剂丙咪嗪比单独使用任何一种方法更有效。这项研究的双重治疗组每日服用100毫克丙咪嗪和60滴薰衣草酊剂。研究结果表明，服用适量薰衣草可能有助于减少治疗抑郁症所需的三环类抗抑郁剂的量，从而减少副作用。其他研究表明，与劳拉西泮相比，每日服用80毫克薰衣草提取物是一种有效的抗焦虑疗法。传统上，口服薰衣草也被用于激发情绪低落的人的积极性和动力。

薰衣草的剂量和毒性

如果抑郁症患者伴有明显的焦虑，我建议他们在浴盆中滴入几滴精油和些许泻盐，每日服用薰衣草酊剂30滴，共三次。也可在每杯水中加入1或2茶匙薰衣草花泡茶。这对神经紧张和胃不适特别有益。

薰衣草的食物来源

精油不可口服。酊剂和茶是薰衣草的有效口服形式。以适当的形式服用，薰衣草不会有毒性。

红景天

适应原是中和偏高或偏低的荷尔蒙和神经递质的植物物质。而红景天作为一种适应原，最初出现在俄国文献中，作为一种有助于消除机体、生物和化学压力源的植物药材。红景天中有一种非常独特的分子叫做肉桂醇甙，《植物疗法研究》（*Phytotherapy Research*）期刊中发表的一项针对小鼠的研究表明，该分子同时具有抗抑郁和缓解焦虑的作用。

一个亚美尼亚临床试验评估了红景天标准提取物对轻、中度抑郁症患者的疗效。在为期六周的试验中，每日服用 340~680 毫克红景天的患者的整体抑郁情况与安慰剂组相比显著降低了。在所有测试的情绪参数中，唯一不受影响的是自尊（这是一个重要的因素）。然而，当剂量增至每日 1340 毫克时，自尊也得到了显著改善。其他研究是将红景天与三环类抗抑郁药物搭配使用，结果显示这样做能显著减少药物的副作用，并能减缓心因性抑郁症患者的精神症状。

红景天的剂量和毒性

每日服用剂量为 340~1340 毫克的红景天不会产生毒性。标准化的红景天提取物中含有 1% 的肉桂醇甙分子。其他研究显示，服用红景天长达四个月没有产生副作用。目前仍需对这种适应原进行长期研究，但迄今为止，据我们所知：如果你感到沮丧、焦虑和疲倦，那么红景天是一种不错的选择。

藏红花

在波斯，藏红花（番红花）传统上被用于治疗抑郁症，它以鲜艳的颜色和浓郁的香味而闻名，也是世界上最昂贵的香料。藏红花中含有大量类胡萝卜素（这赋予其娇艳的橙色）和 B 族维生素，传统上被用作镇静剂、抗抑郁药和消炎药。它还可以放松消化道上的肌肉，减少痉挛，促进食物消化，并增加食欲。

最近的许多研究表明，藏红花的柱头（花粉所在的植物顶部，即严格意义上的藏红花）以及番红花属植物的花瓣都具有抗抑郁作用。在一项双盲随机试验中，研究人员让 40 名抑郁症患者早、晚分别服用 15 毫克藏红花花瓣胶囊或 10 毫克百忧解（氟西汀），为期八周。试验结束后，研究人员发现藏红花和药物一样有效。两种治疗方法在有效的应答者比例上无显著差异。百忧解（氟西汀）的应答率为 85%，藏红花花瓣则为 75%。另一项研究将藏红花花瓣与亚胺吡啶进行了为期六周的比较，结果发现藏红花花瓣的效果明显更好。

藏红花的剂量和毒性

尽管藏红花的花瓣和柱头都有抗抑郁作用，但藏红花花瓣比藏红花（柱头）便宜。服用剂量达 15 毫克或以该烹调量摄入目前还没有发现有毒性。一项研究表明，将高浓度的藏红花直接注射到大鼠的腹部时，老鼠会出现红细胞减少和肝肾功能改变的现象。应该注意的是，该剂量远高于临床上使用的剂量，并且任何其他安全食品的腹部注射剂量也会引起体内的不良反应。为了预防起见，如有其他治疗选择，有肝肾问题的患者不宜使用这种草药。

刺毛鲡豆

刺毛鲡豆的传统用途源于印度阿育吠陀医学，它是来自印度的传统药物，自公元前 1500 年开始被使用。

该草药也被称为绒毛鲡豆，尚未作为抗抑郁剂在人体内被研究，但一些对于动物的研究显示可能有效。众所周知，刺毛鲡豆中含有多巴胺（比任何其他来源中的含量都高）。刺毛鲡豆在帕金森病患者身上的应用显示有一定的效果，帕金森病是一种合成多巴胺的大脑区域出现功能障碍的疾病。在三项研究中，患者每日平均摄入 45 克刺毛鲡豆籽粉末提取物（相当于约 1500 毫克左旋多巴胺），结果显示症状有了显著改善。另一项研究表明，刺毛鲡豆的副作用可能比帕金森病药物少。

我提到这种草药是为了你们当中那些可能正在服用安非他酮或阿立哌唑等多巴胺增强药物的人。那些发现这些药物对积极性、自尊和良好情绪有帮助的患者可以使用低剂量的刺毛鲡豆来成功戒断药物，同时保持良好情绪不受影响。

刺毛鲡豆的剂量和毒性

为了支持药物治疗，我建议每日先服用 200 毫克的刺毛鲡豆提取物，然后在两周后将剂量增至每日两次，每次 200 毫克（能提供约 120~240 毫克的左旋多巴胺）。这是一个相对较低的剂量。刺毛鲡豆可能会让有些人产生腹胀和恶心的症状，并会对抗凝药物产生干扰作用。它可能会增加睾酮水平，并可能加重女性的多囊卵巢综合征（PCOS）。也有报道称它会使人产生严重呕吐、心悸、入睡困难、妄想和困惑等症状。为了安全起见，如果你想尝试这种草药，我建议你向知识渊博的医生咨询。

鼠尾草

鼠尾草的英文单词"sage"源自拉丁语"salvare"，意思是"治愈"。尽管鼠尾草没有在正式的临床研究中出现过，但它长期被用来净化、防护和延年益寿。数百年来，墨西哥瓦哈卡州马扎特克印第安人一直在疗愈仪式中使用这种植物，美洲土著居民印第安人在宗教仪式中使用干鼠尾草燃烧的烟来驱除恶灵。在烟熏净化仪式（清除某个区域内的超自然空间）上，人们将捆绑起来的鼠尾草点燃，让烟充满整个空间。人们相信，吸入鼠尾草时，可以对古老的、埋藏的事物变得有意识，从而将其释放出来并在生活中继续前进。传说也可以小剂量内服鼠尾草。人们认为，仅服用一点点就能帮助人们突破令其抑郁的重复模式。鼠尾草茶也可以起到促进消化的作用，还能让抑郁症患者精神振奋。

鼠尾草的剂量和毒性

我曾在烟熏净化仪式中给患者使用鼠尾草。作为一种退烧疗法，来自花园的鼠尾草茶可能是一种可以尝试的合理方法。每四小时啜饮一杯热茶。这些形式的鼠尾草没有已知毒性。

鼠尾草植物神灵

我们所知道的大部分植物药材的相关知识都归功于聪明的印第安人的治愈传统。下面是银狼独行（Silver Wolf Walks Alone）所著的《神圣的鼠尾草：如何治愈》（*Sacred Sage: How It Heals*）一书中的一段话，我相信它真正捕捉到了印第安人使用鼠尾草的精华：

> 有一次，我真正感受到了鼠尾草的力量。当时我非常沮丧，而且无法摆脱这种情绪，我被抑郁捆绑就像动物穿着毛皮。我

决定用"烟"把它熏走。我走到家中的一个小房间，腾出一块可以坐下和躺下的舒适的地儿。我关上门，打开窗户。我在贝壳里放了一大团鼠尾草叶并点燃。鼠尾草闷烧了至少半小时。房间里烟雾缭绕，我安静地休息着。我通过祈祷来传达我的意图：我准备释放这种沮丧，谦卑地请求鼠尾草圣灵和造物主的帮助。当我注意到所有鼠尾草都被烧尽、烟也消失的时候，我确实感觉好多了。有了真正的渴望、明确的意图以及行动的焦点，疗愈总是会随之而来。

玛丽的烟熏净化仪式

玛丽第一次来我的办公室的时候是 2008 年的金融危机期间，当时她极度心烦意乱。她在一家处于困境中的大银行工作，她告诉我她刚刚被经理解雇，那位经理恰好是她最好的朋友。一个月后，她失去了患帕金森病的母亲。多年来，玛丽一直在与抑郁症和恶劣心境作斗争。这一切太沉重了。

玛丽从来没有想过自杀，但她说自己可以理解为什么当人们周围的一切似乎都被摧毁了的时候，他们就不再心存希望了。玛丽第一次来的时候，我和她讨论了她所感受到的一切，谈到要做几项血液检查，以及服用酪氨酸钠和鱼油。我们还讨论到她生命中的这段时间可以找回失去的东西：她一直想陪孩子，她想去旅行，想找一个喜欢的人一起去旅行。我们把这个放在她的待办事项上。玛丽从未做过针灸，所以我们决定让她尝试一下。针灸期间，我点燃了些许鼠尾草，并向她解释了印第安烟熏净化仪式及其清洁和疗愈效果。

> 离开办公室时，玛丽明显没那么沮丧了。她制订了一个未来计划，而不是简单地沉湎于过去和令人焦虑的现在。我告诉玛丽我们还有工作要做。
>
> 显然，这不是一项对照研究。鼠尾草和针灸可能可以让玛丽感觉更好，或仅仅因为她得到了倾听和关心。也可能是因为鼠尾草的革命性功效，让她在被摧毁的生命中看到了恩典和希望。

顺势疗法的强大功效

顺势疗法是由美国医学博士塞缪尔·哈内曼（Samuel Hahnemann）创立的一个充满活力的医学体系。他的姓与哈内曼大学医学院（Hahnemann University Hospital）同名。哈内曼大学医学院是德雷克塞尔大学医学院（Drexel University College of Medicine）的一部分。顺势疗法常见于西欧、印度和拉丁美洲。尽管北美洲在采用天然药物方面动作相当缓慢，但顺势疗法的使用却已经开始迅速增加。大量观察性研究显示，顺势疗法能给慢性疾病、糖尿病神经病变和癌症等疾病带来积极疗效。与传统疗法相比，顺势疗法是一种低风险疗法，正确接受顺势疗法的患者满意度更高。尽管顺势疗法被广泛使用，但其在治疗抑郁症方面的研究相对匮乏。

杜克大学 1997 年的一项研究可能是迄今为止最有力的抑郁症顺势疗法研究之一。该研究在门诊治疗的基础上用特定疗法来治疗 12 名患有抑郁症、社交恐惧症或恐慌症的成人，其中有自愿参加顺势疗法的，也有被传统医生介绍过来的，因为传统疗法无效或部分有效。根据他们的特殊症状和个性给予特定的顺势疗法治疗，为期是 7~8 周，有效率在 50%~58% 之间。尽管有的结果存在一些混淆，且没有用于判断治疗方法的控制组，但作者总结称，"顺势疗法或许能有效治疗有轻度至重度症状的情感障碍和焦虑症"。这项研究是良好的第一步，但我们仍需要更多研究。

据德纳·厄尔曼（Dana Ullman）博士称，"确实有数以百计"的抑郁症治疗方法。尽管并不详尽，但是我还是在下文列举了治疗抑郁症的常见顺势疗法，每项疗法后都简要列举了其针对的症状。查看这些列表，看看哪一种最符合你的情况。可能你没有出现描述中的每种症状，但是如果总体上符合，那么你可以尝试一下特定疗法。

砷酸

具有以下症状的人可以服用砷酸。

- 索取型人格。

- 不安与焦虑。

- 因对自己和他人抱有不切实际的高期望而导致的抑郁。

- 强烈的依赖感。

金属金

具有以下症状的人可以服用金属金。

- 急躁并倾向于打断别人，走路和说话速度很快，易怒，无礼或粗鲁。

- 当你表现不佳或感觉辜负了自己的期望和能力时感到抑郁。

- 感觉前景严峻并认为自己毫无价值。

- 对生命感到绝望。

- 气馁。

- 羞辱和愤怒，从而产生空虚感和无价值感。

- 情绪敏感。

- 对噪声和光敏感。

- 夜间身体和情绪症状增加。

- 夜间头痛和高血压。

- 梦魇或失眠。

在极端情况下，金可能会缓解有自杀想法或自杀未遂的人的痛苦。根据威廉·米切尔（William Mitchell）博士的说法，金是抑郁症和有自杀倾向患者的一个不错的选择，200X 或 200C 的效力能让他们感到希望。X 和 C 指的是顺势疗法制剂的强度。米切尔发现每日一次的剂量是有效的，可以一直用到症状好转。如果你有自杀的念头，或最近曾有过，请先告诉医生，让他帮助你，然后再向金寻求帮助。

碳酸钙

具有以下症状的人可以服用碳酸钙。

- 整体性格温和。

- 可靠勤奋的人因过多的烦恼、工作或身体疾病变得不堪重负。

- 频繁哭泣。

- 焦虑、疲劳、困惑、沮丧、自怜和情绪波动。

- 害怕灾难。

- 孩子般渴望得到安慰并获得同情，尤其得到一位母亲般的人的安慰和同情。

- 厌恶冲突。

- 难以做决定。

- 运动后感觉倦怠。

- 月经前或月经期更加抑郁。

- 在密闭空间内症状加剧。

- 想吃油腻、高脂肪食物和鸡蛋。

- 进食时出汗。

苛性钠

具有以下症状的人可以服用苛性钠。

- 持续悲伤。

- 频繁哭泣。

- 精神迟钝与健忘。

- 严重气馁。

- 感觉世界不公正，同情被压迫的人。

升麻属

具有以下症状的人可以服用升麻属药物。

- 感觉良好时，精力旺盛、健谈；抑郁时，愁眉不展。

- 夸大了对发疯、被攻击或遭受灾难等事情的恐惧。

- 痛经。

- 涉及颈部的头痛。

吕宋果

具有以下症状的人可以服用吕宋果。

- 遭受悲痛、失去至亲、感觉失望，并试图隐藏内心痛苦的敏感型人格。

- 具有防御性，避免将伤痛表现出来。

- 不合时宜地笑或哭。

- 梅核气（表示咽喉肿块的中医术语）与胸闷。

- 频繁叹息或打呵欠。

- 失眠或嗜睡。

- 头痛以及腹部和背部抽筋。

一项使用吕宋果治疗纤维肌痛的研究表明，吕宋果能减缓抑郁、缓解压痛点和疼痛，改善生活质量和健康状况。

磷酸钾

具有以下症状的人可以服用磷酸钾。

- 过度劳累、疾病、情绪紧张或兴奋等压力源导致抑郁加重。

- 疲惫。

- 紧张、神经过敏。

- 注意力低下导致缺乏自信。

- 由脑力劳动导致的头痛。

- 容易出汗。

- 怕冷。

- 贫血。

- 经常失眠、消化不良。

碳酸钠

具有以下症状的人可以服用碳酸钠。

- 受伤、失望或生病后抑郁。

- 性格温和、无私，努力变得开朗、乐于助人。

- 厌恶冲突。

- 隐藏抑郁情绪。

- 孤单时偏爱忧伤的音乐，产生孤独感。

- 身体上或情绪上对太阳、天气变化和许多食物（尤其是牛奶）敏感。

氯化钠

具有以下症状的人可以服用氯化钠。

- 被信任的人背叛。

- 月经前或月经期间抑郁。

- 内敛、有责任感。

- 隐藏强烈的内心感受（愤怒、悲伤、依恋或对不幸的恐惧）。

- 被别人安慰时感到愤怒。

- 只在独自一人时哭泣，伴随着非常大的呜咽声。

- 焦虑。

- 习惯沉湎于过去的悲痛。

- 抑郁时偏头痛、背痛和失眠。

- 嗜盐。

- 天气炎热时症状加重，日晒时疲劳。

- 认为或实际上缺乏与父母间的情感纽带。

硫酸钠

具有以下症状的人可以服用硫酸钠。

- 头部受伤后抑郁或情绪发生变化。

- 头后部可能有疼痛感。

- 在潮湿环境中情况恶化。

- 在干燥环境中感觉更好。

- 对批评敏感。

磷酸

具有以下症状的人可以服用磷酸。

- 身心疲劳。

- 严重抑郁或悲痛后头发变白或脱发。

- 对此前热衷的活动或项目缺乏兴趣。

- 锻炼后疲劳感和抑郁程度增加。

- 情绪麻木或无动于衷。

- 空虚。

- 注意力不集中。

- 认为自己不够聪明。

- 工作失去动力，对业务缺乏兴趣。

- 习惯沉湎于失望中。

- 对灯光、声音和气味过度敏感。

- 早上身体虚弱。

- 暴露于寒冷的室外或气流中时情绪下降。

白头翁

具有以下症状的人可以服用白头翁。

- 哭泣，渴求安慰和拥抱。

- 孩子般温柔敏感。

- 哀伤、嫉妒或喜怒无常。

- 哭泣，轻微运动或呼吸新鲜空气后情绪高涨。

- 在炎热或闷热环境中焦虑感加重。

- 如果是女性，在荷尔蒙变化（如青春期、月经或更年期）期间抑郁加重。

乌贼

具有以下症状的人可以服用乌贼。

- 在日常生活中感到非常疲劳。

- 更喜欢独自一人，而不是被安慰。

- 对家庭成员漠不关心。

- 月经问题。

- 器官脱垂的感觉（器官如子宫的下落或下垂）。

- 消化极慢。

- 剧烈运动或哭泣后情绪高涨。

飞燕草

具有以下症状的人可以服用飞燕草。

- 因受到侮辱或失去自尊而导致的沮丧、怨恨、羞愧或耻辱。

- 情绪压抑。

- 一阵愤怒后变得沮丧。

- 被打垮时依恋尊严。

- 压力下爆发愤怒。

- 情绪敏感。

- 情绪强烈时发抖。

- 性欲强烈、频繁手淫。

- 自怜。

- 敏感和很难自己站起来。

- 昼夜节律紊乱。

- 牙痛、头痛、胃痛或膀胱感染导致的疼痛。

顺势疗法药物的剂量

　　当然，对许多形式的天然药物来说，针对不同的来源应推荐不同的给药方法。我通常建议患者每天服用一剂药效较高的药物，如200C，坚持服用两周，以便身体对药物做出反应。如果你发现病情有所好转，继续服用相同的剂量，让该疗法发挥功效。如果没有好转，你可以改变剂量或疗法。使用顺势疗法就是这样，请倾听你的身体，并试着评估你是否感觉好一点。如果你认为自己的一些症状恶化了，最好尝试另一种疗法。如果你不确定自己如何才能找到另一种疗法，请向你的顺势疗法医师或熟悉顺势疗法药物的医务者咨询。

缓解疲劳的水疗法

　　水疗法可以定义为使用任何形式的水来维持健康或治疗疾病。

自古以来，它一直被用作一种平衡身心的方法。希波克拉底称，水疗法能"缓解疲劳"。

你进行过冷水游泳吗？感觉如何？当克服了最初的低温冲击后，冷水游泳通常会让人精神焕发。这是因为，当你快速地进入一个低温的环境时，你的血液从身体表面移动到身体中心，这有助于让你的大脑和器官沐浴在新鲜血液中，同时也清理了你的系统。

在进化过程中，灵长类动物经受了在寒冷的河流中游泳或在酷热的天气中打猎的生理应激压力。自然疗法水疗法旨在利用自然机体对这些应激压力的反应。理论上说，体温的短暂变化对正常的大脑功能至关重要。正如我所见，水疗法对其他情绪低落的人也有帮助，它可能帮助你找回一些在现代生活中缺失但不错的古老身体"应激压力"。

美国弗吉尼亚州的一组研究人员认为，水疗法或许能有效治疗癌症、慢性疲劳和抑郁症。实际上，冷暴露疗法可能是抑郁症患者的最佳选择。从跳入冷水中的那一刻起，所有皮肤冷感受器（其密度比热感受器大 3~10 倍）同时被激活，可能会产生积极的疗效。研究表明，降低大脑温度能保护神经元并减少炎症。此外，暴露在寒冷的环境中能激活交感神经系统，增加血流，让大脑释放更多去甲肾上腺素，并促进 β-内啡肽的合成——一种让人感觉良好的化学分子，能给人带来幸福感。

冷水暴露的疗愈机制可能与另一种已被证实的抗抑郁剂疗法——电击休克疗法类似。电击疗法又被称为电惊厥疗法（ECT），长久以来被用于治疗耐药型抑郁症。这些效应或许能有效帮助抑郁症患者，尤其是那些对增加去甲肾上腺素释放的药物反应良好的患者，比如服用度洛西汀（欣百达）或其他 5-羟色氨酸去甲肾上腺素再摄取抑制剂（SNRIS）。

水疗的剂量和毒性

我建议抑郁症患者以冷水淋浴的形式快速将全身暴露在冷水中。首先在温暖舒适的水中淋浴，然后在五分钟内慢慢将水冷却至 68 华氏度（20℃），然后保持此温度 2~3 分钟。可以用温度计来测量温度。一天 1~2 次，持续几周到几个月时间。

尽管轻微的冷应激似乎能使大脑更好地运作，但针对动物的研究表明极端寒冷可能会使情绪恶化。为了避免这一点，请遵照我在此详细说明的指示。

伦恩回到水中

伦恩是一位 37 岁的电影音乐制作技师，他来到我的办公室时已被确诊为肠易激综合征和焦虑症。大约一年前，他的消化系统开始出现问题，因为胀气和腹泻每天去厕所好几次。经结肠镜检查和几次问诊后，伦恩的胃肠病医师建议他服用易蒙停来中止腹泻，服用抗抑郁药来抑制焦虑，并改善肠道神经功能。

我问伦恩，这之后他的生活怎么样了。他最近在音乐制作方面做了一份"真正的工作"，因为他自己的音乐创作生涯目前挣不到钱，他花销又很大。那时，有两件事发生了变化：他不再每天早上去运动会所（YMCA）游泳了，他躺在共鸣板上吃饭，大部分时间吃外卖。我给伦恩制订了一个行动计划，要求他把外卖换成更健康的食物：他在附近发现了一家大型素食店和一家寿司店。改变饮食两周后，他大约好转了 60%。

当时，我让伦恩重新开始他的日常锻炼，他说他没有时间，因为制作排期让他早上很早开工，晚上很晚才下班。因为没办法锻炼，所以我让他尝试在淋浴时在腹部使用对比水疗法。我让他首先在沐浴地板上滴几滴薰衣草精油，这样淋浴时他可以闻到。然后把水温调高（但不烫），用水淋胃和肠两分钟时间。然后很快换成冷水，淋45秒。我让他重复该循环三次。伦恩写信告诉我："虽然看起来很费时，但这对我产生了很好的镇静作用，包括我的大脑和胃。"在接下来的一周内，他的肠道症状消失了。伦恩还告诉我他的一个计划，他将回到音乐创作世界，离开现在的工作，他意识到现在的工作是他最初压力的催化剂。

在本章中，我们讨论了许多补充剂和一些不错的古老水疗法。虽然这些并非对所有抑郁症患者都是必需的，但我希望这些信息以及这些患者的故事能让你辨别哪些情况与自己最相似，这样你就可以选择能让自己好起来的最佳方法。

第 6 章

找到与抑郁症和解的新疗法

爱的首要义务是倾听。

保罗·田立克（Paul Tillich）

我多年的从医经验告诉我一件事：没有两个人是相同的，没有两个有效的治疗计划是相同的。因此，像我这样的医生的首要任务是先倾听，然后与每个患者交谈，从而一起找出哪种生活方式改变和治疗的组合可能最适合患者。显然，如果你正在读这本书，说明你爱自己……你想好起来。因此，我鼓励你在读这些疗法的描述时倾听你的内心，看看哪些符合你的情况。

本着这样的精神，本章介绍了许多不同方案和疗愈方法，我希望你们在疗愈的旅程中考虑采用这些方法。新的想法和体验将有助于改变你的大脑，让它重获新生。

其中一些疗法是我从患者那里学到的。事实上，我学到的所有医学和疗愈知识都是从患者那里学到的——所以当患者告诉我某样东西对他有帮助时，我会非常仔细地倾听，希望自己能了解到这一点。这样，我可以用另一种工具来帮助以后的患者。作为一名患者，你要寻找这样的医生，并组建自己的疗愈梦之队，在你有需要时为你提供支持。

本章列举的疗法差异很大，可以让你们每一个人在阅读这一章时获得非常不同的感受。其共同点在于它们都能帮助抑郁症患者，随着他们继续理解抑郁症的旅行，让他们以一种靠近真我潜能的方式来与抑郁症和解。

在你空闲的时候阅读这一章——试着看看哪种疗法更符合你的情况。这些是你首先要尝试的。

改变大脑模式和信息的积极心理学

法语中有一个术语 "raison d'être"，翻译成中文，意思是 "活着的理由"。心理学家罗洛·梅（Rollo May）将抑郁定义为 "无力构建未来"。抑郁时，人们在某种程度上无法感知活着的理由。在不太严重的情况下，抑郁症患者可能不喜欢自己的工作或人际关系，有时会感到忧郁。在最严重的情况下，人们真的认为没有继续活下去的理由，因为没有什么会好起来。如果你正在读这本书，你可能就处在下面这个抑郁症连续性范围的某个阶段：

有时感觉忧郁→抑郁→没有理由活下去

分析性反刍假说

心理学界有一种理论叫作 "分析性反刍假说"。其基本观点是，你身体的抑郁反应有助于你找出解决问题的方法。实际上，身体让你远离感知的危险，在试图想办法改变这种情况的时候是为了保护自己全身而退。在对抑郁症患者进行治疗时，我脑海中有两个关键问题：抑郁的身体在对患者说什么？他们能知晓吗？

　　心理学家盖里·格林伯格（Gary Greenberg）在他的《制造抑郁》（*Manufacturing Depression*）一书中讨论了这种观点："精神疾病不是真实的，只是一种不平衡的病态化的表现。"然而精神疾病的确是真实的，因为许多人曾经抑郁过，有人可能会说抑郁症帮助许多人创造了更好的生活，抑郁症是对生活不符合社会期望的一种反应。在我二十几岁的时候，我参加了一个摇滚乐队。我记得，当我一想到我的家庭、社会和有着"真正的工作"的朋友们怎么看我时，我就感到非常矛盾和忧郁。他们会想为什么我不是医生或专业人士？尽管我没有在临床上被确诊患有抑郁症，但要承受的社会压力无疑是非常强烈的。

　　许多著名的、令人惊叹的社会贡献者都曾与抑郁症做过斗争，包括音乐家斯汀（Sting）和约翰·丹佛、棒球巨子泰·柯布（Ty Cobb）、四分卫特里·布兰德肖（Terry Bradshaw），20 世纪早期领袖温斯顿·丘吉尔和西奥多·罗斯福以及宇航员巴兹·奥尔德林（Buzz Aldrin）。进化生物学家查尔斯·达尔文也很抑郁。他的情绪波动和抑郁症状使他感到十分压抑，不堪重负。关于他的情绪低落、时时哭泣、心悸和消化问题，他是这么说的："也许我只能做一点点，但是我满足于欣赏别人在科学上的进步。"纽约时报上一篇关于分析性反刍假说的文章对达尔文的经历做出了解释："相反，疼痛（和抑郁症）实际上可能加速了他研究的步伐，让他从现实世界中撤离并完全专注于他的工作。"

　　达尔文和许许多多其他正在遭受或遭受过抑郁症折磨的人对我们的生活产生了巨大的积极影响。看着他们的故事，人们可以说如果不是因为他们的抑郁经历，他们的生活或许就没有那么特别了。

我的一位患者正在经历悲惨的离婚，她告诉我，当她回想起来，她发现痛苦和沮丧是逃避世界的方式——"去到一个我可以思考、计划和重塑我自己，并真正想成为自我的地方"。

我来告诉你，一些心理学家和精神病医生认为，分析性反刍假说充其量是垃圾，最坏的结果是致命。之所以会致命，是因为他们相当担心看护人认为抑郁症只是一个有用的学习工具，当严重的抑郁症患者需要更紧急的治疗时，他们可能不会认识到这一点。他们可能是正确的，因为一些严重的抑郁症患者可能会远离世界来伤害自己，而不是关注如何使自己的境况变得更好。这是为什么我们需要考虑方方面面的治疗方案——自然的（食物、生活方式、草药等）和常规的（药物和住院）。安全应该是第一要务，并且所有治疗方法都应该存在。

然而，如同焦虑症一样，抑郁症是身体自我保护的方法——它为我们提供了疗愈线索。焦虑症会增加应激压力反应（被称为交感神经反应），产生一种兴奋状态，足以使我们远离危险或完成生存的壮举。抑郁症也会增加应激压力反应，但当我们感知到危险时，它试图让我们爬进我们的壳里。

我最近的一位患者告诉我，当他的大脑感到抑郁时，"它就像一辆发动不了的汽车。它迫使我停下来思考我的生活到底发生了什么，直到我弄清楚该怎么做。"我有许多患者都描述过这种反应，它可以很健康，因为它给了我们在一个安全空间里处理事情和做出决定的机会，以避开迎面而来的车辆。

对于一些抑郁症患者（可能包括你）而言，这些感觉变得失衡，那个安全空间变成了一个不能轻易离开的监狱。这意味着你需要更多支持，这就是为什么这本书会有用的原因。在某些情况下，这些感觉太强烈了，以至于情绪对抑郁症患者或接近抑郁症患者的人构成了身体上的危险。同样，此时可能需要药物、精神科护理，甚至住院来保证安全。一旦这种危险不在了，那么自然疗法可能是接下来能够提供身体、情感和精神领域支持的最佳疗愈方法。

在我的临床经验中，我发现我所说的积极心理学是一个改变患者大脑模式和信息的重要方法，可以帮助他们缓解抑郁症症状，保持良好的自我感觉。这种积极心理学包括两个方面：采用新的思维模式；选择新体验。

积极心理学第 1 步：采用新的思维模式

在任何形式的抑郁症中，让人们无法变快乐的限制因素之一是大脑一遍又一遍地重复负面的想法。例如：

- "我一文不值。"
- "我什么都不擅长。"
- "我讨厌我的工作。"
- "我无法完成我要完成的每件事。"
- "我不可爱。"
- "我没有理由拥有自尊。"
- "世界很糟糕。"
- "我总是犯错误。"

我相信你肯定会有更多的例子可以加到你自己的清单中。事实上，在一天当中，一旦你有什么想法，我希望你立即将它加到你的清单中。比如，你想告诉你自己什么，在你年轻的时候别人教会了你什么，又或是你自己悟到了什么，等等。

一旦你有了自己的清单，试着去反驳这些想法（见表6-1）：

表6-1 新的思维模式例举

不要说……	而是试着说……
我一文不值	我很有价值。每个人都很有价值，我能给予的很多
我什么都不擅长	我有很多事情能做得很好
我讨厌我的工作	我对我的工作没有热情，但好处是，在我找到自己真正想做的事的时候让我挣到钱
我每天早上都感觉很糟糕	我早上很累，但在洗澡、吃饭的时候，我总能感觉好一点。我今天会好好的
我无法完成我要完成的每件事	我今天会全力以赴，这是我对自己的全部要求
我不可爱	我是一个好人，值得大家的爱
世界很糟糕，大家很刻薄	世界是由许多人和事组成的，我不能对他人所发生的事情带有个人情绪。尽管如此，我可以从这些事情中学习，当我继续前进的时候，我的生活会变得更好
这个问题已经有很长时间。不会好起来了	我脑海中的一切都不受控制。好转是一个过程，需要一点时间。我对我学到的每件事和开始做的事感到自豪
如果尝试这样做的话，我会搞砸的	没有搞砸这回事。如果不顺利，我会从中学到未来对我有帮助的东西
我所做的是个错误	如果我们不从错误中学习，错误就只是错误。我们从错误中学习领会，就是为了创造更美好的生活
生活不公平	生活没有什么是针对我一个人的——每个人都会经历高潮和低谷

所以，本书的这一部分可能需要你一边读一边思考。

如果你只听自己的话，每天反复思考相同的负面信息，那么你将无法改变那些负面想法并接受新的思维。

事实上，随着时间的推移，大脑中相同的负面信息只会变得更加根深蒂固。有一句古老的谚语说，你的信仰变成了你。我们的每一个想法，都会形成大脑分子，其他的都被抑制了。你花大量时间阻止任何积极想法的侵入，抑制最好的情绪化学物质的产生。你可以打破这个循环，尽管这需要练习和养成习惯，但它确实有效，我向你保证。

那么如何才能改变负面信息呢？引入其他想法。而且，你可以开始和积极的人交朋友，向正能量顾问和治疗师寻求帮助，继续阅读积极的书籍。我希望对你来说这是一本积极的书。你也要尽量减少与那些会带来负面信息的人相处的时间，那些人有时甚至可能是你的家人和密友。这个过程并不容易，但你正在为你的健康和生命而奋斗。

我经常和我的患者一起读书或听讲座，或者让他们带一本书回家阅读。你可以看一些关于人际关系的书，或者听关于自尊的演讲，或者阅读关于如何找到让你快乐的事、关于如何变得积极的书或者文章。这些都能帮助你重塑自己的各种负面信息。如果可以的话，听一听、读一读——你越把这些想法带进你的生活，你的大脑留给消极想法的空间就越少。

现实就在你的脑海里——你不需要抓住负面信息，你可以创造一个崭新的现实来荣耀你的传统、教养和经历的正面体验。

积极心理学第 2 步：选择新体验

采取积极心理学的第 2 步是选择新的体验。这些能激活大脑的奖赏系统，用多巴胺和去甲肾上腺素充满你的大脑。这些与爱情早期阶段大脑刺激分泌的神经递质相同，那个阶段，新伴侣会产生兴奋情绪，并相互迷恋。

以下是我认为能让患者摆脱抑郁症的有效经验。一天，一位患者走进来说："好吧，我想到了一个新主意：跳伞！"她一直想尝试，尽管她很害怕，但她意识到不快乐以及单调乏味的日常生活更令她感到害怕，于是她去跳伞（当然是在一个合格教练的陪同下）。不久后，她的抗抑郁剂就成为历史了！现在她的大脑自行合成这些神经递质。没有哪一种药物提供的多巴胺能与一次完美的跳伞刺激分泌的多巴胺相提并论。

听着，你不必一定要从飞机上跳下来，但要大胆尝试新事物。可能是大的经历，比如一次旅行；或者是小的经历，比如给自己买一束新的喜欢的花。

新体验

在生活中，我们可以尝试以下做法：

- 自愿帮助那些比你不幸的人；

- 购买一个 MP3 播放器，装满所有你最喜爱的用于锻炼的、令人精神振奋的音乐；

- 找一个好的发型师，尝试一种新的发型或发色；

- 挑一套新眼镜；

- 安排时间和心爱的人做一些有趣的事；

- 报名参加表演课；

- 开始学习乐器或者买一本书来自学；

- 试试新衣服，也许是你以前没有穿过的款式；

- 去新的地方旅行。一定要拍照，回来之后把它们挂起来；

- 在餐厅尝试新的食物，甚至在家做饭；

- 每周给自己买一束新花；

- 按摩；

- 参加一场音乐活动、看一场音乐会或戏剧；

- 注册网上约会服务，结识新朋友；

- 加入读书俱乐部；

- 假装你丢掉了工作，看看周围有没有新的机会。

我保证，如果你开始读一本新书，听一场讲座，或开始一项新的活动，你的大脑将开始转换模式，并为你的日常生活带来更大的快乐。如果你在想"如果我不抑郁的话，我会做这些事情"，那你就不会孤独。尽你最大的努力去做，然后尝试本书中的其他建议。正如我们在第 5 章中所讨论的，像针灸一样，有时苯丙氨酸和酪氨酸能刺激你的积极性。所有这些最终会让你振作起来——就尽全力去做吧！

对抑郁症有效的心理疗法

在大多数情况下，心理疗法是一种能有效治疗抑郁症的重要方法。情绪处理对情绪低落者来说很有用，尤其是当患者过去经历了创伤或令人抑郁的生活事件时。在使用心理疗法的过程中，你可以识别和处理那些可能导致抑郁的因素。这一部分将简要介绍各种形式的心理疗法。

心理动力疗法是基于这样一个假设：抑郁是源于童年时期没有解决的无意识的冲突。这种疗法的目的是让患者通过谈论这些经历来更好地理解和处理这些感觉。这种疗法需要几周到几年的时间。

人际关系疗法（IPT）通常侧重于提高沟通技巧，增加自信和受人尊重。当抑郁症发作起因于失去至亲、生活转变（如成为父母或改变职业）、孤独感或人际关系冲突时，通常会使用这种方法。在一项研究中，233 名有复发性抑郁症史的女性接受了 IPT 治疗，一半仅接受 IPT 的被试情况有所改善。有趣的是，研究人员得出的结论是，咨询频率不是影响抑郁症复发的一个因素——每月一次的咨询似乎与每周一次的咨询在预防抑郁症的复发上具有相同的效果。然而，他们指出，每月两次的咨询频率能最有效地摆脱症状，这表明可能存在最佳的咨询频率。如果你想尝试 IPT，与你的咨询师谈谈，让他为你确定最佳问诊频率。对于仅采用 IPT 却没有任何改善的被试，我推荐使用抗抑郁剂疗法。我认为，本书中的其他自然疗法与 IPT 一起使用，成功率也许会更高。

认知行为疗法（CBT）帮助抑郁症患者认识并改变他们对自己和周围世界的不正确认知。咨询师通过将注意力集中在患者对自己和他人做出的"错误"和"正确"的假设上，来帮助他们建立新的思维方式。

一些高质量的研究表明，作为一种疗法，在线 CBT 可能具有巨大的价值和希望的前景。针对 1746 名抑郁症、社交恐惧症、恐慌症和焦虑症患者的数据回顾结果表明，仅使用在线 CBT 能让约 50% 的患者情况好转，这对于单一疗法来说是相当好的结果。让我最为震撼的是领导这项研究的澳大利亚传统医学精神病学教授加文·安德鲁斯（Gavin Andrews）博士所说的话：

> 以往研究报道 CBT 疗法都没有复发的迹象，但我从未听闻过。抑郁症应当是一种复发性和反复性疾病。有人只不过在网上做了 CBT，之后抑郁症便痊愈了，谁知道发生了什么呢？

另一项针对 26 名因重度抑郁症而住院患者的研究发现，接受一个长达 60 分钟的计算机辅助 CBT 治疗后，被试的情绪状态明显改善——让我重复一下，只有一个疗程。这确实令人惊奇，因为住院病房中的严重抑郁症患者可能是最难治疗的。这项研究使用了一个叫"美好日子在前方"的商业 DVD 程序，它比你在大多数情况下给精神病学家或心理学家支付的单一疗程的费用要少得多，还有免费的网站和便宜的手机应用程序。

著名的非传统医学执业医师凯罗琳·密思（Caroline Myss）在她的自尊心系列讲座中警示道："当心心理疗法。它会让你对自己的情感障碍自我感觉良好。"请记住，当你向心理治疗师、自然疗法医师、针灸师、医师，或任何其他人寻求帮助时，你要让他们解释清楚你正在接受什么治疗，以便你能够理解（"医生"一词的英文"doctor"来自拉丁语"docere"，意思是"教"。所以，如果你的医生不教你，就意味着他们没有正确地做这项工作）。然后问他们："你预计多长时间后会看到变化，你期望看到什么变化？"

为医生说句公道话，有时需要一点时间才能看到结果，方法会随着你的状态而改变——他们可能需要向你解释这一点。但如果在合理的时间内，你认为没有出现任何好转，你可能会考虑换一位医生，采用另一种不同的方法。有时，如果我的患者在合理的时间内病情没有好转，我会建议他向另一位医生寻求帮助。这并不是说我不相信自己的能力，而是有时候一位医生和患者之间的化学反应可能不如另一位医生和患者之间的化学反应那样具有疗愈效果——这很正常。我们都是不同的个体，我们不完全懂得如何让疗愈关系更加和谐。你可能需要尝试与更多医生合作的机会，找到正确的疗愈方法和相互之间的默契配合。

贝拉与心理疗法

来自哥伦比亚的贝拉今年 49 岁。她来到我的办公室时显得极度疲劳，需要更多睡眠，并患有抑郁症。在仔细研究了所有可能的生理和情感因素后，我们得知她的婚姻是她最大的压力来源。15 年前，她在哥伦比亚被包办婚姻，然后移居至美国。贝拉向我说明了丈夫经常贬低她、辱骂她，让她没有家庭地位。因为家庭和宗教义务，所以她没办法离婚。多年来照顾她的两个孩子，已经使她的身体疲惫不堪，她觉得她应该保护这两个孩子免受丈夫的控制。

在孩子们去上大学后，贝拉就患上了抑郁症。最小的孩子离开家已经五年了，这些年来，她的抑郁症也愈发严重。虽然我们研究了空巢综合征，但是很明显贝拉的抑郁症集中在她每天被丈夫的话语打败的感觉上。对此，贝拉感到无可奈何。

我把贝拉介绍给一位心理医生，这位心理医生专注于为处于困难和暴力关系中的女性提供治疗。基于贝拉的血液检查，我们让她开始服用维生素 D，给她制定了一个抗炎方案。我们还开始通过用具有肾上腺功能的营养品补充以及褪黑素来重置她的昼

夜节律，并采用了乌贼的顺势疗法和针灸。心理医生让贝拉的丈
夫也接受咨询师的治疗。不幸的是，他拒绝咨询，当她提出这件
事时，他变得愤怒，感觉受到了冒犯。在咨询师的建议下，她想
出了一个计划，在确保她的财务安全的前提下，让她的孩子和丈
夫知道她会搬出去住。在开始治疗的一个月内，贝拉的睡眠需求
减少了，她下午的精力也得到了改善。她能够顺利安全地摆脱婚
姻——这是她不久前未曾想过的。

　　在我看来，针灸、顺势疗法、维生素 D 和抗炎方案都对她
的身体有帮助，但如果没有这些综合疗法，贝拉不可能重获新
生。切记，即使在看似没有选择的情况下，耐心和笃定会让你认
识到总是会有存在的选择。

让你获得平静感和满足感的瑜伽

　　瑜伽的英文"yoga"来源于梵语词根"yug"，意思是"加入"。
它代表着个人灵魂和宇宙灵魂的结合——多么美妙的想法。我相信
这是一种很好的治疗方法，非常值得你花时间。

　　从精神的角度来看，瑜伽是一种有助于改变情绪的力量练习。
Sukha 是梵语中的"快乐"，字面意思是"没有障碍的平静"。人们认
为瑜伽练习能清除体内障碍，从而使人获得更大的平静感和对现实
的满足感，通常会伴随着更大的幸福感和与他人的联结性。

　　从身体上来说，瑜伽可以帮助我们集中精神、得到放松。和运
动一样，瑜伽是一种深呼吸和保持血液流动的极好方法。瑜伽可以
降低应激激素皮质醇水平，刺激内啡肽的产生，提高 5- 羟色氨酸水

平，并增加放松反应。肌肉运动带动淋巴组织并刺激身体清除毒素。

脑电图（EEG）是通过放置在头部表面的电极来测试大脑的电活动的。一项小型研究对完成两小时克丽雅瑜伽前后的 EEG 脑电波进行了测量。克丽雅瑜伽是一种旨在清除身体和大脑障碍的瑜伽。研究发现，通过这种瑜伽锻炼，α 波和 θ 波增加了——两种电波均为幸福快乐的标记。其他研究表明，瑜伽能增加 γ–氨基丁酸（GABA）水平，GABA 是一种令人放松的神经递质，它就像我们大脑中的天然的赞安诺（Xanax）。有多种类型的瑜伽。从我的经验来看，大多数类型的瑜伽似乎和其他推荐方法一样都有好处，倾听你的身体，选择最适合你的那一种。

瑜伽与提姆

提姆是一位 65 岁的家具木工匠，来到我的办公室时，他感到头晕。由于不断增加的焦虑和抑郁情绪，在过去六个月，他一直在看心理医生。两年前在失去两位因病去世的最亲密的朋友后，他开始服用抗抑郁剂。从那时起，提姆感到很孤独。

提姆来找我，希望我帮助他解决头晕的身体症状以及体重难以增加的问题。在神经科医生检测完后，我们得知提姆似乎并不存在头晕的器质性原因。虽然他从未被确诊为厌食症，但我不知道这是否是导致他体重难以增加的原因。

我们注意到提姆的血糖有点低，于是我让提姆开始少食多餐。我还给他开了一些补充剂来平衡血糖（如铬），建议他每天吃一些浆果。我还要求提姆每晚睡八小时，他做到了。最后，我给提姆开了 SAMe。他曾说自己关节疼痛，SAMe 对关节炎和情绪都很有帮助。

不到两周，提姆的头晕症状就消失了。

在讨论对社群的需要时，我问提姆是否尝试过瑜伽，他说没有，但他似乎想试一下。在纽约，瑜伽工作室比比皆是，所以幸运的是，他住的公寓附近就有一家。他加入了该瑜伽工作室并找到了一个接纳他的社群。他决定每天都去。

在三个月内，提姆和他的精神科医生谈了戒断药物的事。我让提姆先服用少量 5-HTP，在三周内，他成功地摆脱了药物。大约一个月后，提姆停止服用 5-HTP，并没有复发的症状。大约两个月后，他也停止服用 SAMe，不过他再次出现了焦虑和情绪低落的症状，尽管没有达到最初的程度。重新服用 SAMe 一周后，提姆感觉好多了。他的体重一直保持稳定。

直到今天，提姆一直在继续练习瑜伽。

皮质醇是肾上腺在应激反应中所产生的荷尔蒙。它与压力所导致的肥胖、免疫功能下降和大脑退化有关。瑜伽是一种能有效降低皮质醇水平的方法，一堂课后便能见效，定期上课效果更佳。因为高皮质醇水平与抑郁有关，所以瑜伽应该被视为一种抗抑郁疗法。

再造健康细胞的冥想与呼吸

抑郁症会破坏大脑中的健康细胞，而冥想可以使其再生。哈佛大学科研人员最近提出的有力证据表明，冥想有助于促进神经的产生和生长，每天 40 分钟的深度冥想能给大脑结构带来最健康的变化。与不进行冥想的人相比，冥想者的大脑结构确实有所变化。核磁共振（MRI）扫描显示，冥想增加了大脑结构的厚度，而大脑结构的厚度会随着年龄的增长而萎缩。冥想可以减缓或停止衰老对大脑的影响，这是有道理的。

很显然，我们需要更多与冥想的益处及特定冥想技巧的相关研究，以确定是否某些冥想技巧对抑郁症患者更有益。如果你的焦虑很严重，我也建议你冥想。对于情绪低落，特别是长期久坐不动的人，我建议你通过太极或瑜伽之类的社交活动来锻炼身体，而不是安静的冥想。

带来联结感的精神追求与宗教

在 20 世纪的大部分时间里，精神病学领域对精神追求持有几分消极的态度，这可能源于西格蒙德·弗洛伊德的反宗教偏见，以及 19 世纪后期精神病治疗的重点是脑化学和药物这一事实。然而，在过去的几十年里，精神追求作为医疗和精神护理的一个重要方面得到了越来越多的认可。

精神追求与宗教的联系可以是一种联结体验或一种疏离体验。从最积极的层面来看，宗教可以带来联结感、目的、希望和意义，以及人们可以超越自己的物质世界成为更大社群的一部分的感觉。我发现精神追求对大多数患者来说非常重要。事实上，研究表明，约 77% 的患者喜欢医生谈论精神需求。此外，48% 的患者喜欢医生和他们一起祈祷，37% 的患者希望医生询问他们的宗教信仰。一项研究表明，79% 的人认为精神信仰能帮助人们康复，64% 的人认为如果患者要求，精神科医生应该和患者一起祈祷。

　　一位研究人员观察到了在一个 CBT 项目中强调宗教主题对一群患有轻度抑郁症的基督徒患者所产生的影响，并发现患者的抑郁程度大幅降低。治疗师是否有宗教信仰对结果无影响。然而，在没有宗教主题相关影响的情况下，最能降低患者抑郁程度的是有宗教信仰的治疗师。只需在治疗方法中加入宗教元素就可以强化效果。

　　宗教不是抑郁症痊愈的必要条件，但是如果你正读到这里，并且你过去有宗教信仰或了解到这是一个正面的经历，或者你考虑过加入一个有组织的宗教团体，我鼓励你加入。你会知道一个群体是否适合你。如果你不认为宗教适合你，那也没关系——本书涵盖了许多帮助你获得最好情绪和健康的非宗教疗法。

找回阴阳平衡的中医和针灸

　　针灸是一种基于传统中医的具有几千年历史的治疗方法。中医着眼于通过自然来了解健康。它认为自然界充满了良好的能量，疾病是自体相对自然界能量（称为"气"）的一种不平衡。在许多情况下，疾病是停滞的能量，是能量不足，或者更为罕见的是能量过剩。

　　在中医中，有一个基本概念："阴"和"阳"，用图 6-1 中的符号表示。白色区域代表阳，充满光、能量、白昼和运动。阳代表男性能量，向外、向热。深色黑暗区域代表阴，代表安静、女性、营养、黑暗、夜间、静止、凉爽和储备能量。在你的身体里，阳和阴相互作用，达成和谐，时时刻刻此消彼长。当你的身体失去平衡，中医会说，阴阳不和——一个正在掌控另一个，不是一个太强就是另一个太弱。

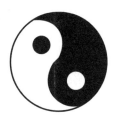

图 6-1　中医阴阳图

　　抑郁症通常是一个阴阳问题，两者失去平衡，还是人们变得非常安静和退缩的原因。抑郁的人表现出更多的阴。生活的各个方面，如激烈的竞争和压力，都会造成这种失衡。正如我们将在第 8 章中所了解的，女性比男性经历抑郁症的次数多出两倍，女性主阴，所以她们更容易抑郁，特别是在高压力、有竞争力的工作环境中。因此，建议女性（和敏感的男性）保护自己免受那种严酷的伤害。

　　在中医中，抑郁症表现为情绪困扰导致的情绪障碍和气滞。这种疾病是由累积的愤怒、焦虑、悲伤或其他的阴阳失调和未处理的情绪所引起的。有人说抑郁症可能是"向内的愤怒"，因此会导致郁结的气积累，身心俱损。

　　情绪问题决定了身体中哪个器官的问题最大。例如，有的人倾向于恐惧，这可能导致肾脏失衡；有的人内心充满愤怒、敌意或缺乏动力，这是肝脏问题；有时悲伤或幸福过度会损害心脏；悲痛和失落会影响肺部（见表 6-2）。

　　在纽约学习的时候，我很荣幸能帮助那些在"9·11"事件期间经历过极度悲痛的人。正如文献记载，其中许多人患有肺部和呼吸系统疾病，如哮喘、呼吸困难或肉状瘤病。虽然我们通常认为，一定是空气中的未知微粒引发了这些肺部问题，但是中医医师认为极大的悲痛会使肺部遭受攻击，从而引发这些呼吸系统疾病。当我仔

细审视这种失落感后，我发现针灸和中药能有效缓解症状，以帮助
"9·11"事件受害者克服这种悲伤。

表 6-2　　　　　　　　　中医器官／情绪之间的联系

器官	情绪
肺部和结肠	悲痛和内疚
肝脏和胆囊	压力和愤怒
肾脏和膀胱	恐惧、焦虑
胃和消化器官	担忧、抗拒
心脏	快乐、悲伤

　　中医认为，任何疾病，包括抑郁症，都表明你的身体与周围的
自然能量和作用是失衡的。这些自然作用可分为风、寒、暑、湿、
燥和火。太多或太少的自然作用都会使气耗尽或郁结，导致阻滞不
畅。长期气郁结最终会导致器官气滞。抑郁症会导致身体疲劳。长
期气滞也会消耗血液和营养素，这是我要检查血液中的维生素 D、维
生素 B_{12} 和其他营养素是否缺乏的原因。长期阻滞的能量也会增加体
内的湿气和痰火，身体上可以表现为分泌黏液、消化缓慢、酵母菌
感染、肿胀和热感。

　　我们在本书中花了很多时间来讨论炎症。"湿气和痰火"的概念
与现代医学中的炎症密切相关。事实上，有些中医科教书把抑郁症
称为"痰迷心窍"。尽管中医似乎在术语方面与现代医学相去甚远，
但我相信中医几千年发展而来的强有力的观察和治疗原则与西医是
相辅相成的，它有时能解释现代医学无法描述的事物。

　　我想讨论两个在情绪和抑郁方面非常重要的器官。虽然每一个
器官都能发挥一定的作用，但这两个器官似乎是最不平衡的。现在

请注意，当我们谈论某一个器官时，并不意味着你的心脏或肝脏一定存在着问题，那些问题可以通过血液检查、扫描或活组织检查被发现。如果你怀疑你有如下所述的心脏问题，并决定去看心脏科医生，那么他可能检查不出任何问题。这些描述是对器官的中医描述，并不意味着存在真正的身体问题。

心脏

在中医中，心脏是心灵和精神栖息的地方。心灵和精神也被称为人的"神"。所以当你遇到那些存在明显精神和情绪问题，以致与现实脱节的人（比如你可能在精神病患者身上所看到的）时，他们会出现神志干扰的现象。这些人中有许多都需要药物或精神治疗。请放心，大多数人的情绪问题和抑郁症都不是神志被干扰了。如果你正读到这里，你的神志很可能没有被干扰。然而，我们可能都会体验到某种程度的心脏气滞。请记住，在大多数情况下，这并不是真正的身体阻塞，而是与中医传统精神相关的能量活动阻塞。

心脏负责决定什么使你快乐。许多有心脏问题的人没有梦想或者对生活的方向感到困惑。当人们决定从事一项他们并不真正感兴趣的职业，或决定做某件不适合自己的事时，他们就将"违背内心"。有时候，人们变得习惯于违背自己的内心，以至于没有注意到冲突。但是心脏每次都会受到伤害，慢慢地就变得抑郁了。美国著名作家亨利·戴维·梭罗（Henry David Thoreau）说："大多数人过着相当绝望的生活。"我想他指的是那些与自己的心脱节的人。

如果你想养心，一个好方法就是回顾一天中发生的事，并注意你是否做出了违背内心的决定。这些事可大可小，但每一个都会损害你的心志并导致抑郁。当你认识到这些决定违背心志并开始做出新的决定时，你会看到自己情绪的提升。

肝脏

　　肝受压力和停滞能量的影响很大。但是肝是可以复原的——事实上，你可以把整个肝切除，它还会再长出来。没有其他器官可以做到这一点。中医认为肝是身体的将军，它用意志力接受心脏的指令并予以执行。

　　肝脏虚弱的人往往很清楚他们想做什么，做什么是对的，但却心有余而力不足，这正是因为这位"将军"不够强壮。他们往往缺乏动力、下不了决心、不够坚定、热情不足，以及体力和智力低下。我经常在抑郁症患者身上看到这些表现。他们知道什么对他们有利，什么使他们快乐，但他们没有动力做出所需的改变。我发现，对这些人来说，积极心理学和针灸可以帮助他们。

针灸

　　中医的目的是利用食物、生活方式、针灸和草药疗法来推动阻滞的气和滋养功能不足的机体，使身心恢复和谐。虽然我们不能明确针灸是如何运作的，但西医已经对其进行了研究，发现它可以刺激 III 型传入神经，这种神经能将冲动传递到中枢神经系统的各个部分，并诱导释放 5- 羟色氨酸、去甲肾上腺素、多巴胺、b- 脑内啡肽和其他被称为脑啡肽和强啡肽的能够改善情绪的化学分子。其中许多分子都是由下丘脑分泌的，下丘脑是神经、免疫和激素系统相互会合并相互协调的中脑。下丘脑变化影响情绪。针灸还影响机体在自主神经系统、免疫系统、炎症和激素等方面的变化。

　　图 6-2 显示了治疗抑郁症的关键经络和穴位。

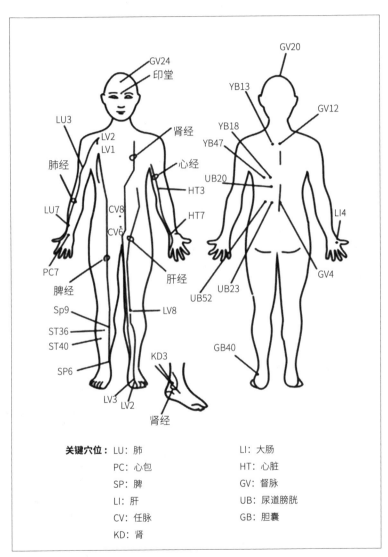

关键穴位：LU：肺　　　　　LI：大肠
　　　　　PC：心包　　　　HT：心脏
　　　　　SP：脾　　　　　GV：督脉
　　　　　LI：肝　　　　　UB：尿道膀胱
　　　　　CV：任脉　　　　GB：胆囊
　　　　　KD：肾

图 6-2　治疗抑郁症的关键经络和穴位

事实上，关于针灸疗效方面的研究有些冲突。然而，2008 年一项针对八项研究涉及 477 名患者的临床试验的元分析显示，针灸可以显著降低抑郁症的严重程度。在我自己的诊所中，我发现将针灸和传统医学结合起来有显著益处。针灸能加快药效，可使药物剂量降低。针灸有助于戒断常规药物，它也是与天然药物搭配使用的非常强大的辅助方法。

针灸安全吗

针灸其中的一个好处是，除了偶尔会害怕针头的患者外，针灸治疗没有任何禁忌。

针灸不会与其他药物或治疗方法产生相互作用，不会影响产后妇女的母乳喂养。两项针对 350 000 个治疗案例的评估发现针灸的副作用极为罕见。在非常罕见的情况下，如果胸前穴位针灸操作不当会导致肺气肿——这是我在数千名患者身上从未见过的情况。我看到过患者在治疗后偶尔会感到头晕或恐慌。更常见的是，我看到人们会出现情绪释放，比如哭泣，这通常是一件好事。为了获得最好的结果，确保向训练有素的合格执业医师寻求帮助，最好是获得经认可的、三年制针灸硕士学位项目的医师。

气功

气功将冥想与意念相结合来滋养和疗愈身体。根据气功原理，你要学会改善、储存和移动能量，以缓解症状，促进康复。在某种程度上，这就像在给自己做针灸，但不使用针头。当你焦虑、沮丧时，你可能在进行浅呼吸，它影响氧气和能量流入你的身体。气功锻炼可以促进深呼吸，增加组织氧含量。

在一项研究中，39 名患有严重抑郁症、慢性情绪低落或双相情感障碍的被试上了一节为期一天的"初级春林气功"课，一个月和两个月后又分别上了两节课。研究人员还给志愿者提供了支持性的语音和视频录像，每天至少练习 40 分钟。研究人员确定所有被试在治疗期间都有所好转，重度抑郁症患者的情况明显改善。

改善情绪的按摩

按摩疗法是最古老的保健方法之一。首次被记载在 4000 多年以前的中医文献中，至少从希波克拉底时代起，按摩就开始在亚洲以外地区推行。

按摩疗法可以改善情绪、缓解疼痛，平衡脑内的电流，减少皮质醇水平。虽然目前尚无关于按摩疗法治疗抑郁症的正式的相关研究，但我相信按摩疗法对抑郁症的作用是显而易见的。触摸对生命至关重要。针对刚出生不久后被抱起来的婴儿和没有被抱起来的婴儿的回顾性研究表明，第二组婴儿在儿童和成人期间都会出现更多的身体和情感方面的挑战。我相信从生命的第一天起到最后一天，接受人类的触摸对生命都至关重要。按摩是一种治疗性触摸，可以非常有效地帮助抑郁症患者，并可能显著改善一些人的情绪健康，特别是那些在生命里很少被触摸的人。

放松神经的整骨疗法

基于放松神经以获得最佳健康状况的概念，整骨疗法和整脊疗法等操纵疗法已经被用于包括抑郁症等在内的多种疾病的治疗。尽管实例证据丰富，但关于使用推拿疗法治疗情感障碍的研究相对较少。

一项为期八周的研究用整骨操作疗法，辅助标准精神疗法来对 17 名刚刚被确诊为抑郁症的绝经前妇女进行治疗。在该研究中，100% 的操作组和 33% 的对照组情况都有所好转，然而两组的炎症指标均未降低。似乎整骨疗法能让患者感觉好一些，但可能不是通过减少身体炎症而实现的。一例病例报道，对一名 46 岁的男性抑郁症患者进行的特定整脊调整显示，患者的生活质量和健康水平都有所提高。另一项研究专注于 15 名成年抑郁症患者的整骨疗法，这是矫正上颈部半脱位的方法。研究发现 11 名被试的情绪得到改善，两名被试几乎没有改善，两名被试情绪变糟。

如果你现在出现了背部和颈部症状，可以去看脊椎整骨按摩师、自然疗法医师或骨科医生，看看整骨疗法是否能帮助你改善情绪以及背部和颈部症状。不过，骨密度低或颈部动脉硬化的人可能不适合整骨疗法。

提高生活质量的颅骶骨疗法

颅骶骨疗法涉及头部、背部骨和骶骨的轻微推拿，以释放颅骨和骨膜内的张力和不平衡。与前面所讲的操纵疗法动作有力相比，颅骶骨疗法是一种动作更精细更温和的技术，对于不能进行常规操作的婴儿和骨质疏松的女性来说足够安全。颅骶骨疗法对患有抑郁症、焦虑、头痛、颈背部疼痛、偏头痛的患者甚至是疝气痛的婴儿都有一定的益处。

纤维肌痛是以疼痛、情绪低落、炎症和自主神经系统功能障碍为特征的病症。纤维肌痛和抑郁症可能有许多相似之处。在一项研究中，84 名被确诊为纤维肌痛的患者接受了为期 25 周的颅骶骨治疗，结果发现他们的焦虑、疼痛、生活质量和睡眠质量都有了显著改善。尽管我们仍需要更多研究，但鉴于该疗法温和且无风险，我建议将该疗法视为一种帮助任何人改善情绪的方法。

用情绪释放技术进行自我护理

情绪释放技术（emotional freedom technique，EFT）是一种将手指敲击穴位与一种谈话疗法结合起来重新调节消极思维模式的疗法。在很多情况下，它有助于加速触及患者的潜在问题。该疗法已被成功应用于恐惧症的治疗。根据我的临床经验，采用这一简单技术，大约在 70% 的患者身上产生了显著的效果，这些患者曾经经历过悲伤、疼痛、内疚、焦虑、情绪障碍和消化道疾病。

该技术包括创建一个阐述情感障碍的特定短语，然后进行一系列围绕该短语的重复陈述，同时叩击针灸穴位。我的第一次 EFT 经历可以追溯到我在医学院担任学生临床医生时期。我和我的同事弗瑞德·肖茨（Fred Shotz）医生一起合作。当了几年的航空公司飞行员后，肖茨决定改行成为一名医生。他学 EFT 是为了帮助那些有飞机恐惧症的乘客学会克服这种恐惧，登上飞机。我们第一次去给一位患者看病时，我亲眼见证了肖茨是如何帮助一位女性乘客解决了她的呼吸问题的。通过 EFT 疗法，她意识到自己的核心问题是作为一位不称职的母亲，我对她身上出现的疗效印象深刻：一周内，她开始放松地呼吸，尽管此前她尝试了每一种类固醇和药物都没有效果。我从那节课了解到，有些问题超出了药学范围。尽管我没有完全理解 EFT 的运行机制，但我知道这是强大的医学。

如今，我对我的患者使用情绪释放疗法，教很多人继续使用这种疗法来进行自我护理。迄今为止，暂无利用情绪释放疗法治疗抑郁症的正式研究。

生物反馈的积极效果

有一句古老的中国谚语说："紧张是你认为你应该成为谁。放松是你知道自己是谁。"生物反馈可以帮助你摆脱紧张情绪。生物反馈是由实验心理学家尼尔·米勒（Neal Miller）于 1961 年提出的，操作者使用监测设备来指导患者如何控制交感神经和副交感神经系统的平衡（称为自主神经系统）。生物反馈也被称为应用性的心理生理反馈，专注于获得对心率、血压、皮肤温度和肌肉张力等非自主功能的控制，以改善健康和幸福感。神经反馈是一种专门阅读和改变脑电波（δ、θ、α 和 β）以达到治疗效果的特定类型的生物反馈。

两个开放性实验（意味着被试知道他们正在接受的治疗）显示，使用生物反馈的抑郁症患者产生了积极效果。美国新泽西州医学和牙科大学（University of Medicine and Dentistry of New Jersey）一项为期 10 周的研究发现，11 名被试在治疗期间抑郁症和心脏适应能力（心脏适应能力指的是神经系统的平衡）有了显著改善。一项德国的开放性研究同样显示出现了情绪高涨和抑郁程度明显好转的效果。使用生物反馈后产生的其他好处包括焦虑感减少、心率降低，心率得到适当调整。对照组则无明显变化。

最后，针对患有心血管疾病的抑郁症患者进行的其他研究也呈现了类似结果。心脏病患者服用抗抑郁药的风险更大，这可能是因为 5- 羟色氨酸和去甲肾上腺素再摄取抑制剂也会降低心率变异性。生物反馈似乎是一种对患有抑郁症的心脏病患者的安全有效、无风险的替代疗法。

用艺术疗法处理情感，化解冲突

艺术疗法是由那些经历过疾病、受过创伤或接受过挑战的人来创造艺术的治疗方法，也是寻求个人成长和发展的人的治疗途径。通过创造艺术和随后对作品的反思，患者可以提高自我意识和他人意识，并学会如何应对症状、压力、甚至创伤经历。此外，众所周知，艺术疗法能增强大脑功能，并培养创造艺术的积极向上的乐趣。

通过艺术疗法表达抑郁和其他痛苦的情感，可以帮助抑郁症患者处理他们的感情并化解冲突。人们认为艺术疗法可以重新激活大脑的非主要半球。特别是在慢性或复发性抑郁症病例中，这种再激活可能有助于让人获得新的视角和应对引发抑郁情绪挑战的解决方案。

音乐疗法的神奇功效

从 11 岁起，作为一名鼓手的我就可以证明音乐具有能让人平静和改善心情的能力（虽然在家里，我是拥有一套架子鼓的少年，但我不确定所有这些噪音都能让我的父母感到如此放松）。最近芬兰的一项大型研究证实了我已经了解到的知识：音乐对情绪和生活质量有明显的好处。这项分析着眼于 30 项研究，涵盖 1891 名癌症患者。癌症可以说是一个人面临的最困难的压力源之一。通过使用音乐疗法或播放预先录制的音乐，这些患者的心率、呼吸频率和血压都显示出明显的效果。以前的研究报告说，音乐有助于减少患者手术前和手术中以及化疗操作的焦虑，减少癌症治疗的副作用，提升情绪，减少疼痛，增强免疫系统，提高生活质量。

更为重要的是，已证实在标准抗抑郁疗法中加入音乐疗法可以改善抑郁症。由同样的芬兰研究人员进行的另一项研究，对使用传统药物治疗的 33 名抑郁症患者（15~55 周岁）进行每周两次、为期 20 周的音乐治疗，而另外 46 名患者仅使用常规药物治疗。来自研究人员的报告称：

> 音乐疗法是一种替代选择，也是一种不依赖于谈话和口头表达来建立感情联系和发展关系的方法……而且，你不必成为音乐家，也不需要音乐天赋，就能从这种治疗中获益。

音乐疗法包括音乐治疗师与患者一对一接触，患者可以自由地用鼓和木琴演奏音乐，然后进行讨论。90 天后，接受音乐治疗的志愿者与那些只服用药物的志愿者相比有更明显的好转。

研究人员还注意到接受音乐疗法的人的退出率很低，而承诺水平却很高，可能是因为人们玩得很开心。

＊＊＊

祝贺你已读完了第 6 章。我们简要讨论了几种形式的心理疗法，以及在我了解到自然疗法的实用有效的益处之前，我自己想到的许多疗法。当然，你不需要使用所有疗法（至少在同一时间），但我希望你能考虑一下我们讨论过的那些疗法，看看哪些最能与你产生共鸣。从理智的观点来看，并非所有的上述疗法都具有同样的效果，但尽可能依靠你的直觉去尝试。

第 7 章

辅助抑郁症药物治疗的自然疗法

最好的医生知道大多数药都毫无价值。

本杰明·富兰克林

如果你现在正在服用药物，并且有效的话，那就请继续服用。

请不要突然停用抗抑郁药物，那样不安全。在本章末，我们将会讨论如何在合适的时间、在医生的监控下安全地戒断药物。但现在，不要改变用药方法。

然而，如果你的药物没有效果或者副作用大，那就让你的医生给你换药。与此同时，本章中涵盖的一些天然疗法都有可靠的研究支持，能和药物一起为你提供帮助，增强药物的疗效，避免副作用。

有助于药物治疗的补充剂

因为你还在服药，要考虑的第一件事就是确保药物发挥最大的功效。我有许多患者在来到我的诊所时正在服药（通常是 2~3 种），他们告诉我药物不起作用，而且他们的精神科医生似乎随机地拿掉一种药，然后加入另一种药，但他们依然没有好转。他们还告诉我，有一段时间，药物的确起作用了，但后来失效了，他们不知道该怎么办。我想到的第一件事是使用以下的一些天然营养素，它们可以快速启动药物疗法，让你感觉更好。

叶酸

在医学领域，我注意到，选择的药物越多，起作用的就越少。对于抑郁症来说这是事实，大约 70% 的抑郁症患者服药后情绪没有改善。因此，这些患者就会服用包括像抗癫痫药物的多种药物，希望通过这样的组合来帮助他们改善症状。这些另加药物的成功率仅为 20%~30%（也称为 70%~80% 的失败率），而叶酸可以帮助避免这种情况的发生。

2000 年，一项针对 127 名患者的研究发现，每日和百忧解一起服用 500 毫克的叶酸能显著增强药物的效果。最近一项关于叶酸的研究是对 75 名服用抗抑郁药物但未产生反应的患者进行观察。研究结果显示，每日服用 15 毫克叶酸（这是叶酸的高剂量）的患者的药物治疗效果明显更好——其效果与添加传统药物相同或更好。这些研究表明，这种简单的 B 族维生素可能是大量辅助药物的一种可行性替代物，其中包括像阿立哌唑那样的抗精神病药物，甚至像拉莫三嗪那样的镇痛剂。

我认为，在可能的情况下，正在服药的患者应该用自然疗法来增强药物疗效，而不是依靠另一种药物。如果你正在服用药物，请每日服用 15 毫克甲基叶酸形式的叶酸。要找甲基叶酸形式的叶酸，它比其他类型的叶酸更天然。更多关于叶酸的信息可以在第 5 章中找到。

锌

　　就像我们的 B 族维生素朋友一样，如果你服用的药物根本不起作用，锌可能是一个有价值的盟友。

　　一项研究观察了缺锌对抗抑郁药物的影响。研究人员给一些老鼠提供缺锌的饮食，而给对照组的老鼠提供正常饮食。然后，他们给动物施加一种应激源（称为强迫游泳实验）来诱发其抑郁症。他们发现缺锌的动物对抗抑郁剂的反应最小，而体内锌含量高的动物在给予药物时更能做出积极的反应。

　　生产出来的抗抑郁剂可能是有疗效的，但是它们对很多人不起作用的原因是不是因为我们生活在一个营养匮乏的社会呢？

　　动物研究显示出积极的结果，但是老鼠和人类是非常不同的生物，我们如何知道锌对人类的重要性呢？

　　一组研究人员提出了这个问题并通过实验予以证实。他们每天给六名服用抗抑郁剂的患者服用 25 毫克锌，而对照组的八名患者仅接受标准抗抑郁剂疗法。研究人员在治疗前和治疗后 12 周对每名患者的幸福感进行了评估。在六周内，服用锌的患者情绪有所提升，而没有服用锌的患者则没有出现这种转变。

　　这是一项小型研究，但是考虑到锌的安全性和它的好处，我强烈建议你在日常生活中添加 25 毫克的锌。如果你服用锌超过几个月，请确保每天摄入 2 毫克铜（通常可在优质复合维生素中找到），因为从长期来看，额外的锌可以降低体内铜的含量。在第 5 章中可以找到更多关于锌的信息。

维生素 B_{12}

一项研究调查了 115 名服药治疗重度抑郁症的患者体内的血清维生素 B_{12} 水平。有趣的是，本研究中没有任何患者体内的维生素 B_{12} 水平不足——意味着所有患者的维生素维持在正常范围内。在对药物没有反应的 40 名患者中，维生素 B_{12} 平均值为 470.5pg/ml（正常范围为 200~1100pg/ml）。在对药物有部分反应的 34 名患者中，维生素 B_{12} 平均值为 536.6pg/ml。在对药物有充分反应的 41 名患者中，维生素 B_{12} 平均值为 594.9pg/ml。该研究充分表明，维生素 B_{12} 水平越高，患者获得的药效越好。这告诉我，我的所有的抑郁症患者的维生素 B_{12} 水平至少应该为 600pg/ml，但大多数医生对超过 200pg/ml 的维生素 B_{12} 水平都会感到满意。许多血液检查甚至表明维生素 B_{12} 水平在 200~400pg/ml 之间的人可能会出现神经精神问题，所以 600pg/ml 或以上更合理，我知道没有理由担心维生素 B_{12} 的毒性，即使其水平为 1200pg/ml。

如果你正在服药，可以让医生给你开肌肉内注射的维生素 B_{12}，每周一次。如果你喜欢口服，我推荐甲基钴胺素，初始剂量为 10 000 毫克，每日一次，大约是第 5 章中提到的日常推荐剂量的 10 倍。请在一个月内检查你的血液维生素 B_{12} 水平，看看是否有所变化。如果没有变化，可以增加剂量，也可以考虑改善饮食，帮助消化和吸收（见第 3 章）。关于维生素 B_{12} 的更多知识可以在第 5 章中学习。

雄激素

我们在第 4 章中介绍血液检查时讨论了雄激素的重要性。对于正在服药但没有疗效的患者来说，使用雄激素可能会更有效。

在一项为期八周的小型研究中，研究人员让 19 名服药治疗抑郁症的男性患者每天使用 10 克经皮肤吸收的雄激素凝胶或等量安慰剂乳膏。这些人对药物的反应不好，雄激素水平也偏低或正常。与使用安慰剂治疗的患者相比，通过雄激素治疗的患者抑郁程度明显降低。

我见过很多男性和女性使用少量雄激素来调整情绪的案例。我发现低雄激素患者的腹部脂肪往往有点难减，这可能会导致他们情绪低落或急躁。即便是女性也应该检查雄激素水平，如果雄激素水平偏低，请与医生谈谈使用少量睾酮，看看你的情绪是否有所改善。让你的医生在一个月或两个月内重新检查你体内的雄激素水平。

甲状腺激素

在第 4 章中，我们讨论了甲状腺激素帮助抑郁症患者获得身心健康的多种方法。甲状腺激素也能增强药物的疗效。

早在 1969 年，研究人员发现，给服用三环类抗抑郁剂的患者服用一种叫做三碘甲状腺氨酸（T3）的甲状腺激素后，结果是"加速了恢复"。从那以后，研究表明 55%~60% 此前对三环类抗抑郁剂不起作用的患者在添加甲状腺激素后，其临床抑郁症状有所改善。

在一项针对将近 300 名患者的研究中，那些接受了 T3 或更天然的甲状腺支持治疗的被试（每日剂量 20~50 微克）对药物的增强效应是接受安慰剂药物治疗的被试的两倍，是接受甲状腺素（T4）治疗的被试的三倍。

也有一些研究表明，正在服用 5- 羟色氨酸再摄取抑制剂的患者服用 T3 能增强药物的效果。这些研究显示，服用百忧解的患者通常缺乏活力，但添加 T3 后，这种症状会消失，且不会产生副作用。

翠西的 T3

翠西是一位 54 岁的患者，她来找我的原因是便秘、高胆固醇、体重增加、疲劳和抑郁。自从八年前绝经以来，她使用了多种不同的抗抑郁剂，但见效甚微。过去一年来，她一直在服用左洛复，她最新的精神科医生建议她在处方中加入拉莫三嗪。

一听到她的症状，我就开始考虑甲状腺。我问翠西，是否常常觉得冷或皮肤干燥，但她否认道："我大多数时候都觉得很热，而且每天只要涂上护肤霜，我的皮肤就很好。"所以她不感觉冷，但我怀疑她皮肤干燥，这是甲状腺功能低下的症状。我向她要以前的化验结果，她传真给我。她的 TSH 水平为 2.9，T4 和 T3 总体水平偏低但在正常范围内。"医生说我的甲状腺没问题。"她说。我告诉她其甲状腺可能不太好。事实上，这可能是导致她所有症状的一个因素。我让她做一个甲状腺全面检查（见第 4 章），检查结果显示她的 T4 和 T3 偏低（T4 和 T3 是体内主要的甲状腺激素，负责帮助细胞代谢、产热，形成健康的皮肤和高效的头脑）。我建议翠西试试天然甲状腺替代物，看看感觉如何。

两周内，她不再便秘了，抑郁症状也改善了 85%。我们增加了一些鱼肝油、对甲状腺有帮助的草药、营养素和乌贼的顺势疗法，甚至让她开始在早上外出散步。六个月后，她告诉我，她的体重下降了，皮肤不那么干燥，不需要涂护肤霜了，精力更充沛了，胆固醇也正常了。

如果你正在服用的药物效果不佳，请医生给你检查甲状腺水平。如果没问题，但处于偏低水平，你可能需要服用小剂量的三碘甲状腺氨酸钠（Cytomel）或者如 Armour thyroid 等天然甲状腺片，并定期检查甲状腺水平。你的医生可能会坚持使用 T4，你可以参考本书来与他（或她）讨论。

如果你想先使用那些非激素方式来支持甲状腺，那你可以在第 4 章中关于甲状腺激素的讨论部分找到相关内容。服用甲状腺激素时，一定要注意激素过量的迹象。其表现为心率快、出汗、皮肤和头发油腻以及焦虑症状。

雌激素

在对一些绝经后女性抑郁症患者的治疗中，雌激素替代疗法已被证明能增强传统抗抑郁剂的疗效。如果你是绝经后女性，感觉药物对你来说不起作用，请阅读第 8 章关于荷尔蒙讨论的部分。

银杏

我们会在第 8 章中进一步讨论这种神奇的草药对老年人群体的益处。在本章中，我想专门讨论银杏与缓解抗抑郁剂常见副作用之间的关系，这些副作用包括性欲丧失等。43% 的服用 SSRIs 的男性和女性均会产生这些副作用。

众所周知，患者在服用抗抑郁药物时会出现性功能障碍。在一项开放式试验中，研究人员发现，银杏提取物治疗抗抑郁剂导致的性功能障碍的有效率为 84%。不过，尽管银杏对男性和女性均有益处，但女性对银杏增强性欲作用的响应能力更强，两者的成功率分

别为 91%（女性）和 76%（男性）。一般来说，银杏对性反应周期的
四个阶段，即性欲、兴奋（包括勃起和润滑）、高潮和消退（在性高
潮后立即出现的回味或快感），都有积极影响。

银杏的剂量和毒性

我建议从 40 毫克的银杏提取物（标准化浓度为 24% 的银杏黄酮）
开始服用，每日三次。若两周内无明显变化，可将剂量增至 80 毫克，
每日三次。这里的"标准化"指的是银杏黄酮应占银杏总量的 24%
左右。优质公司通常会把这些信息列在产品标签上。虽然黄酮的含
量很重要，但也要记得使用包含整片银杏叶的提取物，因为我们不
知道银杏的哪些部位真正有助于情绪改善和减少性方面的副作用。

银杏叶提取物的毒性很低，但如果你正在服用糖尿病药物、抗
凝剂或抗癫痫药物，则应避免服用这种补充剂。在第 8 章中可找到
关于银杏的完整描述。

育亨宾树

育亨宾树中含有一种叫做育亨宾（Yohimbine）的生物碱，具有
治疗勃起功能障碍和阳痿的功效。

医学界已经开始研究这种草本植物对抑郁症的疗效。事实上，
我以前的雇主——美国国家心理健康研究所——目前正在试验育亨
宾作为抗抑郁药的效果。该研究在被试睡眠中给予单一静脉注射育
亨宾与安慰剂来比较抑郁症状的改善。我很想知道结果如何，以及
口服药剂是否也会同样起作用。

育亨宾似乎也能让 SSRI 药物对抑郁症患者起效更快以及效果更
好。一项针对 55 名被诊断患有重度抑郁症的患者的随机对照试验表

明，服用百忧解加滴定剂量的育亨宾的被试比单独服用百忧解的被试对药物的反应更快。滴定剂量指的是在监测患者血压变化的同时缓慢增加剂量。你应该知道，关于育亨宾和育亨宾植物的一个真正的问题是：它对神经系统的强大功效不仅在于能改善情绪和性感觉，而且还会引起高血压。所以，你需要仔细监测剂量。现在，我们尚不清楚哪个特定年龄段的人更倾向于产生高血压这样的副作用，所以每个服用育亨宾的人都需要多加小心。

育亨宾因缓解抗抑郁药物在性方面的副作用而闻名，因为它能阻断突触前 α-2 肾上腺素受体，从而使我们的肾上腺素效应（健康的神经反应）增强，从而产生强烈的性反应。

有一项针对五名患有强迫症、拔毛癖（强迫性拉头发）、焦虑症和抑郁症等情感障碍的患者的研究显示，这些患者在接受 SSRIs 治疗后都产生了性方面的副作用，研究人员让这些患者根据需要服用相应的育亨宾。在服用育亨宾后，这五名患者的性功能均有改善。在已知最大的研究中，在接受平均剂量为 16.2 毫克的育亨宾治疗后，21 名患者中有 17 名患者的性功能障碍得到了改善，这是一个相当明显的反应。

育亨宾的剂量和毒性

目前暂无任何关于育亨宾在治疗抑郁症方面的研究，所以我不直接推荐它作为抗抑郁剂疗法。但它可能会让药物更好地发挥疗效，缓解性欲低下等性方面的副作用。

育亨宾研究中的剂量为每日 2.7~16.2 毫克，通常分三次服用。另一种选择是使用浓度为 1∶5 的草药酊剂，每日 5~20 滴，每日三次。这些液体制剂中的育亨宾含量可能有所不同，因此最好从低剂量开始，并根据需要逐步增加。

请注意：如果你正在经历性方面的副作用，我强烈建议你在使用育亨宾之前尝试银杏。如果你服用银杏两个月后仍然没有见效，再考虑低剂量的育亨宾。如果你决定服用育亨宾，你应该在自然疗法医生、合格的药剂师或其他有育亨宾用药经验的医生的指导下用药，并告知你的临床医生你在使用该药剂。如上所述，最好从低剂量开始，并滴定治疗剂量以避免副作用，然后每天坚持监测血压。育亨宾潜在的副作用是高血压、过度出汗，以及焦虑感和紧张感增加。这不是一种可以随便使用的草药——请慎重使用。

抗抑郁药物戒断计划

读罢此书，你可能会想："好吧，我已经准备好停止用药了。"这是一个很好的目标——但重要的是要记住，除非你采用本书中提到的建议，并在身体和精神上做出必要的改变，否则单纯地停止药物治疗可能不会让你感觉更好，特别是如果你属于 30% 的受益于抗抑郁剂的患者的话。此外，如果你正在经历严重的抑郁症，请记住：在服用天然补充剂的同时长期服用药物可能是最好的选择，这一点非常重要。

戒断抗抑郁剂就像戒断任何药物一样，会出现一种戒断症状（撤退症状），其中可能包括迷惑、易怒、头晕、缺乏协调、睡眠问题、不明原因哭泣和视力模糊。我曾见过许多患者突然停药或者无法及时补充药物。相信我所说的，他们并不快乐。虽然医药公司和医学界称这些戒断症状为"中止综合征"，但我们应该称之为"药物撤退综合征"。

戒断抗抑郁剂会引发一种重大的行为应激反应，并可能导致神经损伤。不恰当的药物戒断会导致更大的神经损伤，甚至会减少未来治疗的功效。戒断药物需要一个计划。请跟我一起来了解一下这个计划。

我从研究和临床实践中学到的一点是：传统医生和精神科医师都接受过良好的训练，并且善于用药，但他们在帮助人们戒掉药物这一点上没有接受过任何训练或钻研讨。通常情况下，抑郁症患者除了接受药物治疗，可能别无选择。正如我此前所说的，我不反对药物，因为在某些严重的情况下，药物可能是一种挽救生命的合适选择。然而，即便在这些情况下，我们也应当从一开始就讨论危机后的退出战略。

你也应该知道，和任何成瘾药物一样，开始服用抗抑郁剂的人——不管他们是否有情绪障碍——都会经历一段时间来戒掉这些药物，这个过程非常有挑战性。我们的大脑和身体对这些药物产生了依赖性，在没有任何负面经历的情况下戒断药物几乎是不可能的。

如果你考虑过甚至尝试过停止药物治疗，但由于副作用或原有症状复发而失败，不要害怕，我有一个适合你的计划。

第 1 步：不要做出任何改变

不要试图在不告知你的处方医生的情况下戒掉药物。我很高兴你正在读这本书，但我不知道你的故事。因此，我希望你与一个了解你情况的人合作，确保你在症状处于安全范围内的情况下戒断药物。一些严重抑郁症患者需要服用比他们想象中更长时间的药。一些患有精神分裂症、躁郁症或其他复杂病症的患者可能不能在这个时候停药。所以，请与你的处方医生确认，确保你准备好了。

当我的患者和我讨论这一点时，他们中有很多人会说："我不能和我的医生交谈。"如果你觉得自己和医生的关系不好，那就去找另一位你觉得可以自由交流的医生。请记住：你的健康岌岌可危，你需要一个可以坦诚相待的人。有许多性情温和、体贴入微的精神科医生。你可能需要见好几位，但你总会找到适合你的那一位。

第 2 步：遵循自然疗法

遵循第 2 章中提到的自然疗法快速指南，然后开始采用其他章节中适用于你的自然疗法建议（在第 1 章中学习）。你将开始改变饮食、生活方式、应激反应、睡眠、营养素和植物性治疗药物等。如果你不做出改变，让你的身体做好停止抗抑郁剂的准备，就不能期望你的身体能够戒断药物。

一般来说，至少要遵循你的日常生活规律四个月。我发现，通常在两个月后，仍在服药的患者开始跟我说不再需要药物。这意味着他们的身体和意识有了一些转变，可以开始安全戒断药物了。这种转变并不总是有形的，但当它发生时，你就会知道。我通常建议，如果你增加了推荐的自然疗法，并感觉到了这种转变，至少再等一两个月，以确保转变能保持住并且是真实存在的。

第 3 步：补充剂支持药物戒断过程

在这一步中，我们会添加一些东西来帮助你的身体加快神经递质的产生速度。通常，先考虑你在服用哪些药物，然后通过提供该药物支持的神经递质的前身来温和地帮助你缓解抑郁症状。

我强烈建议你先尝试本书中讨论的其他自然疗法后再这么做。一旦你感觉到自己的身心处于一个更健康的状态，你就可以开始遵照下列补充剂和药物戒断时间表来执行。请在你的处方医生的帮助和支持下完成。让你的医生为你制定缓慢减少药物的最佳时间表。

表 7-1 列出了一些药物和相关自然疗法支持，帮助你的身体产生自己的神经递质。这些补充剂就像小台阶，帮助你走下陡峭的斜坡，避开结冰的坡面。这些氨基酸和草药变成了小台阶，让你的神经和激素系统在走上无药物生活之路时保持平衡。

表 7-1	戒断药物的天然补充剂
如果你准备戒掉处方药	使用这些补充剂至少两个月后再尝试寻求医生的帮助
SSRIs: 西酞普兰 艾司西酞普兰 百忧解 帕罗西汀 左洛复	5-HTP：每日 50 毫克，持续一周，然后每次 50 毫克，每日两次，持续三周 或者 色氨酸：第一个星期每次 500 毫克，每天晚上一次，然后每次 500 毫克，每天在下午晚些时候和睡前各服一次，持续 2~4 个星期 服用以上补充剂两个月后开始戒断药物
SSRI/SSNRI 混合剂: 文拉法辛 去甲文拉法辛 度洛西汀 米那普兰	酪氨酸：每次 500 毫克，每日一次，持续两周，然后每次 500 毫克，每日两次，连续两周。 然后添加 5-HTP：每日 50 毫克 服用两个月后开始戒断药物
三环类抗抑郁剂: 阿米替林　阿莫沙平 地昔帕明　多虑平 丙咪嗪　马普替林 去甲替林　普罗替林 三甲丙咪嗪	第一周添加： 银杏：每日 80 毫克，持续一周 酪氨酸：每日 500 毫克，持续一周 然后添加 5-HTP：每次 50 毫克，每日一次 服用以上三种补充剂 2~3 个月后开始戒断药物
其他: 丁氨苯丙酮	刺毛黧豆：每次 200 毫克，每日一次，持续两周，开始戒断过程后，每次 200 毫克，每日两次 一旦你完全戒断药物并持续两周感觉良好，每次服用 200 毫克，每日一次。持续一个月。然后每隔一天服用一次，每次 200 毫克，持续一个月。然后完全停止服用刺毛黧豆
阿立哌唑	刺毛黧豆：每日 200 毫克，持续两周 然后添加 5-HTP：每日 50 毫克 服用两个月后开始戒断药物
米氮平	酪氨酸：每次 500 毫克，每日一次，持续一周，然后每次 500 毫克，每日两次，持续两周 然后添加 5-HTP：每日 50 毫克 服用两个月后开始戒断药物

记得让你的医生至少花两个月时间来帮你逐渐断药。减量期越长越好。已经服药好几年的人可能需要 6~12 个月的时间才能正常减量。不必着急。最好尽可能慢一些。如果你的医生希望更慢一点，那就刚好。断药太快没有什么好处——身体需要时间来启动自身合成神经递质的能力。以上推荐的补充剂应该有助于该过程。即使你不再需要药物，断药太快也会让你不快乐。此外，服用补充剂时，如果感觉有些不对劲或者有任何症状恶化了，你可能要停止服用特定的补充剂。你可以在优质健康食品店或网上找到这些补充剂。

在断药过程中，我强烈建议你每周安排一次或两次常规针灸来保持能量平衡，因为你的身体需要生产神经递质。针灸非常有帮助。此外，请注意，当你减少药物剂量时，要相应地增加一种或多种补充剂的剂量。记住，在这段时间内要继续与医生保持联系，如果你有任何不安全、困难或意想不到的感觉，请与你的医生交流。我见过很多人在这个过程中做得很好，但是每个人可能都需要稍微多一点的个性化护理或安排。

血清素综合征

有些人担心将 5-HTP、色氨酸或圣约翰草与抗抑郁药物一同服用或将这些补充剂搭配使用，会引发血清素综合征。将 SSRI 药物搭配使用或将某一 SSRI 药物与自然疗法搭配使用时，可能会增加血清素的水平。血清素综合征的特征为严重躁动、恶心、迷惑、幻觉、心跳加快、发热和潮红、协调困难、反射亢进或恶心、呕吐和腹泻等胃肠道症状。严重的情况会导致体温和血压快速波动，精神状态改变，甚至昏迷。

尽管研究表明，服药过多会导致血清素综合征，但迄今为止尚无天然物质引发这种症状的报道。请使用我建议的补充量，我还未在我的实践中见过此综合征。当然，最好告诉你的医生你正在服用这些补充剂，以便他能仔细监控你的进展并及时发现任何不大常见的副作用。

第 4 步：戒掉补充剂

我也不希望你永远依赖补充剂。虽然从长期来看，它们可能比药物更安全，但健康的身体应该能够通过食物、水、睡眠、运动和平衡的精神生活来维持。所以一旦你停止服用抗抑郁药，再等两个月，然后开始每周减少服用补充剂，正如你把它们添加进去时一样。患者在戒掉氨基酸和草药时不会产生戒断反应，但如果你感觉到了，你可以在需要的时候服用补充剂，因为服用这些剂量的补充剂所产生的副作用微乎其微。

第 5 步：走出去，过好每一天，保持你的自然疗法生活方式

请记住：饮食、生活方式、锻炼、做使你快乐的事、冥想、在大脑中保存积极的信息，以及所有你给生活带来的其他积极变化，才是真正让你的心灵、身体和精神健康的东西。这些是你身体的核心需求，你永远不应该脱离这些需求。

如果在将来的某个时刻，你开始感觉到情绪症状复发，那很可能是你的身体显示某个方面的功能失衡。请回到这本书里，回顾一下你所做的改变，然后重新开始执行这项计划。一旦你回到正轨，你的身体就会做出反应。

现在是给你自己来一些掌声鼓励的时候了。在精神病学中，大多数医生都不擅长使用天然疗法让药物发挥最大疗效，他们甚至更不擅长帮助人们戒断药物。通过学习这一章，你已经学会了如何使用天然药物来让你的身体摆脱大部分药物。而且，你已经学会了如何在与药物告别这一极具挑战性的过程中顺其自然地支持你的身体。太棒了！

第 8 章

抑郁症的性别差异和老年抑郁症

就我而言，成为任何性别都是拖累。

帕蒂·史密斯（Patti Smith）

尽管在人类进化的这一点上，男性和女性都来自同一星球，但关于为什么男性和女性都可能会变得抑郁、他们如何经历抑郁，以及需要如何克服，两者存在明显差异。我希望这一章能够帮助你了解你的性别如何影响你的抑郁，从而完善你的抑郁症疗法。

显然，男性和女性对精神和情感问题有不同的倾向。酗酒、反社会人格（被定义为不尊重他人权利的人格）和自杀在男性中更为常见。然而，女性患抑郁症的概率比男性高 50%。抑郁症、焦虑症、进食障碍和自杀未遂在女性中也更为常见。

性别在抑郁症中的差异表现

自杀与性别

至于性别和自杀的关系，男性自杀的概率是女性的四倍，所以任何男性抑郁症患者都需要受到特别监控。然而，同样重要的是，要记住自杀企图在女性中更为常见。这可能是因为女性更倾向于在抑郁早期阶段寻求支持，并有意识地或潜意识地将自杀企图作为一种寻求帮助的方式。根据我同行医生的笔记，医生的自杀率高于其他职业或普通人群。针对医生的调查显示，男性和女性的自杀率是相等的。这提醒我们：没有人不受抑郁症的蹂躏。

请记住，如果你正在考虑结束你的生命，那请立即去医院、找精神科医生或其他执业医生，并向他们说明你的想法。医学专业人士可以并且愿意帮助你。这是现代医学和药物能真正帮助你的地方，所以请好好利用这种方式。

血液、糖和性别

总的来说，女性的应激激素皮质醇较高。应激激素皮质醇会加重血糖控制不佳状况，因此血糖控制不佳对女性的影响更大。这表明，女性可能需要通过检测对控制血糖更加注意（见第 4 章），少食多餐，摄入大量的蛋白质（见第 3 章），并尽可能添加铬和肉桂等自然疗法药物，已知铬和肉桂能帮助身体平衡血糖水平（见第 5 章）。

婚姻与性别

虽然激素是造成男女差异的明显因素，但情绪和环境因素（如婚姻），也能使我们做出不同于异性的反应。稳定幸福的婚姻往往会带来健康的情绪。婚姻关系困难不仅是抑郁症的一个风险因素，而且也被视为参与治疗不佳和疗效期望差的预测指标。处于不幸婚姻中的人们对抑郁症治疗的反应不佳，不管是什么类型的治疗，而且更容易复发。离婚使抑郁症的风险增加了 40%。事实上，我帮助过许多女性患者戒断药物，她们都是从处理离婚诉讼开始通过服用药物来解决困难的。问题是，被药物掩盖住的感觉及其应对机制在停药后仍需要完善。

持续不断的家庭问题也会导致情绪问题，反之亦然，抑郁的配偶会导致婚姻不满、分居和离婚。夫妻双方共同参与婚姻疗法，无论是作为一种主要治疗方式或是维持治疗，都是走向疗愈的重要一步。如果双方都对此持开放态度，我极力推荐夫妻情感咨询。一个好的咨询师不一定要设定挽救婚姻的目标，而是通过教他们掌握交流工具来帮助每个人，这样他们就能找到什么是对彼此最好的，在这个过程中善待彼此、尊重彼此，不管结果如何。

社会环境与性别

模仿人类社会困境的动物研究告诉我们很多关于什么会让男性和女性承受压力的知识。我已经汇集了最有价值的研究，并将其用于识别患者的压力源，并在可能的情况下做出改变。查看下面所罗列的部分，看看哪些压力源适用于你。

人群

拥挤的环境会引起雄性大鼠的社会应激，但不会对雌性大鼠造成强烈影响。我反复看到，当人们必须定期与人群打交道时，男性会变得非常紧张。这意味着，对于一位容易抑郁的男性来说，在繁忙的百货公司里做零售工作可能不是一个最好的去处。

我的一位男性患者是纽约第 34 大街梅西百货公司的一名经理，随着圣诞节的临近，他开始变得抑郁。尽管他的精神病医生告诉他他患有季节性情感障碍，但通过和他聊到他在工作中的经历，我意识到了拥挤的人群才是原因所在。起初，我认为他可能是有轻微的恐慌症，也就是说他单纯地害怕人群。但在我们交谈的时候，这听上去更像抑郁症——拥挤的人群会导致他情绪低落。一旦他从事办公室行政工作，不需要应付人群，他的抑郁症就不再复发。

失败

当一只老鼠与另一只老鼠交配时，失败的雄性老鼠会变得沮丧，而雌性老鼠则不会受到失败的影响。对过去几年的经济危机的研究表明，西方国家的男性抑郁症和自杀率有所上升。经济上的失败很可能对男性造成沉重的打击。如果你是男性抑郁症患者，问问自己：在生活中，我何时经历了冲突，感觉到自己失去了什么？这些情况可能是与老板、竞争对手、姻亲的相处不愉快，也可能是储蓄账户存款减少，或者其他许多形式的失败。

你如何改变这种反应？把这些情况写下来，然后开始把它们当作向导。例如，如果你是一名拳击手，在十二回合后被击败，你会想回放视频，看看你的对手做了什么而获胜，下一次你能做得更好。"如果你还未从中吸取教训，这就是一个错误"，这句古老的谚语在这里同样适用。当我们从中获取所需的东西并改变我们的习惯时，每一次失败都可能成为一种成功的局面。

社会不稳定

一些研究定期将老鼠从一个笼子换到另一个笼子，这样就没有老鼠能够花很多时间来与其他老鼠相处或适应自己所在的社会环境。这对雌性老鼠很有压力，而雄性老鼠则不太在意。

如果你是一个处于不太稳定的工作或家庭环境中的女人，可以想办法改变现状，让自己变得有规律。有时候，还有其他的机会，比如说或许更符合你的情感需要的生活或工作。其他人类研究也表明，换性伴侣通常对女性来说更有压力，但对男性而言，压力可能没那么大。

隔离

动物研究表明，让动物远离群体中的其他成员导致雌性抑郁的情况比雄性多。把这一点应用于人类，独居对女性来说似乎是相当沉重的。如果你是独居女性，我建议你将参与社区活动、志愿活动和社交活动作为一种平衡孤独感的方法，这种方法会影响一些女性。从长远来看，室友或同居者可能会改善这种情况。

适合女性抑郁症患者的自然疗法

几年前，当我还是美国国立卫生研究院的一名年轻的研究助理时，我问我的导师，为什么我们进行的所有实验的对象都是雄性大鼠，而不是雌性大鼠。他说，雌激素非常复杂，会混淆研究结果，所以不使用雌性大鼠会让问题变得更简单。后来我了解到，这也是为什么大多数针对心脏病等疾病患者的研究是在雄性动物身上完成的，而没有很好地治疗女性的疾病。我希望通过这一部分来解释这些差异，以及如何在治疗抑郁症时让这些为我们所用。

避孕药

10%~15% 的育龄妇女会出现重度抑郁，该比例比普通人群高 8%~10%。如果你是正在使用避孕药（BCP）的女性，你应该知道这些小药丸是有害的，因为它在消耗女性体内大量的维生素，同时也在降低脑血清素和去甲肾上腺素的功能。因此，BCP 可能在引发抑郁症方面起到了一定的作用。在维生素方面，BCP 最显著的影响是导致维生素 B_6 的不足，维生素 B_6 是合成神经递质的辅助因子。而锌和铁水平的下降，也可能是引发抑郁症的原因之一。虽然文献中没有就这些进行讨论，但我猜想，由于肝脏在处理 BCP 所代谢的激素时耗尽了维生素 B_6 等有价值的维生素，从而导致维生素不足。

单纯从一名自然疗法医师的立场来说，我建议患者不要服用避孕药，尤其是有情绪疾病的人。在一些情况下，仅中断服药也能帮助患者改善情绪低落的状况。当然，我也知道每个女人都需要决定什么是对自己的生活最好、最实用的选择。考虑和你的医生谈谈其他节育方法，看看是否有其他方法适合你。你可以了解一下其他方法，即使这些方法不是当下的最佳选择，但今后你可能会感兴趣。这是为了让你了解自己的选择，并采用服用避孕药以外的其他方法。

如果你决定服用或继续服用避孕药，那么通过服用一种高效的复合维生素来避免营养不良就显得非常重要，检查你体内的铁水平也同样重要。如果你选择继续服用避孕药，就不要服用圣约翰草，有研究表明，圣约翰草会降低避孕药的功效。

饮食失调：暴食症和厌食症

　　饮食障碍是抑郁症患者的常见疾病。贪食、暴饮暴食后随之而来的是抑郁和自发性呕吐、清肠或禁食。厌食症的症状也类似，患厌食症是由摄入不足以维持健康体重的食物引起的。

　　约 95% 的饮食障碍患者是女性。如果你目前正与饮食失调对抗，那么对你来说遵照上文中提到的饮食建议可能会很困难，因为尝试改变饮食可能是一种触发抑郁的因素。治疗饮食失调疾病的工作和经验告诉我，即使患者已经康复多年，突如其来的食物变化也可以唤起旧的记忆和倾向。作为一名医生，我在这方面会谨慎行事。

　　血糖平衡是治疗饮食失调问题的关键。伴随着贪食和厌食的急剧血糖变化会引发抑郁症发作，而这些发作会继续引发不良饮食模式的恶性循环。

　　对于厌食症和贪食症患者的血糖支持，除了本书中的生活方式和营养建议外，我还推荐采用以下建议：

- 吃一份营养丰富的早餐帮助平衡血糖；
- 少食多餐，每天吃五顿。只要饿了就吃；
- 轻力量训练和有氧锻炼交替进行，每周六天；
- 每天随餐服用 400 微克铬补充剂。

　　另外一些补充剂可能有助于缓解你的情绪和进食障碍。有研究声称，给暴食症的女性每天服用色氨酸和维生素 B_6 可以改善饮食行为，以及对饮食的感觉和情绪。有研究表明，缺乏锌和叶酸都会使暴食症患者产生抑郁症状，而补充锌有助于增加厌食症患者的食物摄取量和体重。大约一半的进食障碍患者缺乏下面的营养素，请将它们添加到你的日常养生中。

- 左旋色氨酸：每日三次，每次 1000 毫克。

- 维生素 B$_6$（吡哆醇）：每日三次，每次 45 毫克。

- 锌：每日两次，每次 30 毫克，随餐服用。

- 叶酸（甲基叶酸的形式）：每天 1000 毫克。

经前期综合征与经前焦虑症

对许多女性来说，月经周期与抑郁情绪之间有着明显的联系。经前期综合征（PMS）指的是在每月月经前 5~11 天会出现的一系列情绪和身体症状。最常见的身体症状包括胀气、乳房胀痛、行动笨拙、头痛、便秘或腹泻，以及嗜食（有人想吃巧克力吗）。对于有抑郁倾向的人来说，这个时候也会带来极大的疲劳感、悲伤、绝望、焦虑、性欲低下、情绪波动、睡眠障碍和自尊心低下等感觉。这些症状听起来熟悉吗？

经前焦虑症（PMDD）是一种类似的情况，但抑郁情绪更加严重，同时伴有经前易怒和紧张情绪。

我下面给出的建议对于改善与 PMS 和 PMDD 相关的情绪状态非常有帮助。请注意，阅读第 2 章到第 6 章仍然很重要，同时要关注那些可能会影响你情绪的多方面的因素。

- **运动。**每天跑三英里，每周三次，可以明显减少症状。

- **戒除含糖食物和其他精制碳水化合物。**相反，吃全谷物。不要杜绝一切谷物，因为有时这样会造成血清素暂时下降，增加情绪症状。在你的日常饮食中加入一两杯有益肝脏的食物

（如胡萝卜、甜菜、蒲公英、欧芹和甘蓝等），帮助肝脏代谢
激素。此外，每天添加两汤匙亚麻粉，纤维是帮助你的肝脏
代谢过量荷尔蒙的关键。

- **检查你的甲状腺。**一些研究表明，低甲状腺激素是影响经前
  期综合征和经前焦虑症的极其重要的因素。

- **检查你体内的铁和铁蛋白。**许多抑郁症患者在月经期间，体
  内的血清铁水平正常，而铁蛋白水平低。如有需要，可以适
  量补充。

在你的饮食中添加以下任何一种补充剂。

- 甘氨酸镁：每天 250 毫克。

- 维生素 B_6：每天 50 毫克。

- 月见草油：每天 3 克。

- 番红花：15 毫克，每日两次［对于有消化系统症状的人来说
  特别有用（见第 5 章）］。

- 左旋色氨酸：从排卵期到月经期的第三天，每日三次，每次
  2 克。

- 黄体酮：如果连续服用三个周期的上述补充剂后仍没有效
  果，可以考虑在排卵期到月经期期间使用黄体酮乳膏。遵照
  药品标签上的使用说明。通过特殊药剂师配方，可以获得药
  效更强的黄体酮制剂，作为阴道或直肠栓剂。之所以这么
  做，是因为在雌激素过多的情况下，黄体酮有助于平衡雌激
  素水平，并减轻症状。这似乎对我那些有强烈的经前期综合
  征或经前焦虑症症状的患者很有效，因为黄体酮可以增强大

脑中的 γ- 氨基丁酸（GABA），所以可以起到镇静作用。事实上，我的一些患者在睡前用它来放松。对少数患者来说，黄体酮会促进低落情绪。所以如果你尝试后情绪恶化，请停止使用黄体酮。

围绝经期和绝经后抑郁症

有大量关于更年期和情绪之间的关系的研究。一项 2006 年的研究发现，更年期女性经历显著抑郁症状的可能性是绝经前妇女的两倍。在妇女绝经前后 24 个月内，抑郁症发作的风险是绝经前 30 多年期间的 14 倍。

围绝经期在女性 40 到 45 岁之间出现，在此期间，女性的荷尔蒙发生波动，月经变得不规律。绝经期是月经周期完全停止的时期。虽然在围绝经期和绝经期患抑郁症的风险最大，但绝经期后也存在风险，因为雌激素水平非常低。目前，女性的平均预期寿命约为 85 岁，这意味着她们三分之一的生命将处于绝经后状态。因此，我们也会看到更多的绝经后抑郁症。褪黑素和圣约翰草对正处于更年期三个阶段中的任何一个阶段的女性都有益。

褪黑素对绝经后抑郁和焦虑尤其有帮助。许多女性在这种情况下会出现睡眠相位延迟和偏移的现象，这意味着她们的褪黑素水平在夜间增加得太迟，在晨间又降低得太迟。相比之下，有研究显示，早起型且喜欢日出后马上起床的女性往往暴露在阳光下的时间更长，这抑制了一天中的褪黑素分泌，减少了情绪低落。如果你处于绝经期或绝经后阶段，晚上难以入睡并且早上早起，请参考第 5 章的"重新训练你的昼夜节律"部分。一般来说，我建议睡觉时间在晚上 10:30~11:00 的人在睡前 30 分钟服用 1~3 毫克褪黑素。

除了对轻度和中度抑郁症具有惊人疗效外（见第 5 章），圣约翰草也可被用于治疗围绝经期和绝经期潮热。平均年龄为 50 岁的有绝经症状的女性在服用圣约翰草八周后，与服用安慰剂的女性相比，潮热持续时间有所减少，严重程度也有所降低。另一项研究表明，服用圣约翰草三个月后，女性的生活质量显著改善，睡眠问题也显著减少。我喜欢将圣约翰草和黑升麻搭配使用。众所周知，黑升麻是另一种有助于改善绝经期症状和低落情绪的草药。几十年来，植物草药学家一直在使用一种组合配方，那就是服用含有 0.25 毫克圣约翰草的金丝桃素和 1 毫克来自黑升麻的三萜烯糖苷，每日两次。这些剂量也得到了大规模研究的支持。

激素与激素替代

在这一节中，我将讨论激素疗法来支持你的系统。你可能会问自己："这些激素对我来说安全吗？"或者"我怎样才能让医生尽快给我开一些激素呢？"我们将回答这些问题。虽然激素治疗看起来似乎是一种简单的方法，但是我强烈建议你先阅读第 2 章至第 6 章，并实施这些建议的饮食、生活方式和营养素变化以及治疗方法。的确，雌激素减少在围绝经期和绝经后的情绪低落中起着很重要的作用。然而，重要的是要记住，许多女性的雌激素水平没有降低，但仍然经历情绪低落的状态。同样，许多处于雌激素水平减少状态的女性在绝经期间或绝经后没有出现情绪低落或抑郁的状态。

这就告诉我们，有很多因素可以改变情绪和激素之间的相互作用。根据我的临床经验，我发现自然疗法通常足以让身体适应新的低雌激素水平。

每周我都至少会接到一个刚刚读过苏珊娜·索默斯（Suzanne

Somers）的书的患者打来的电话，想要开始尝试激素替代法。苏珊娜·索默斯具有远见卓识，她的书信息量丰富，毫无疑问提升了人们对自然疗法的意识，否则许多人可能从未听说过这些。我很欣赏她有勇气把这些信息公之于众。然而，我的忧虑是，尽管你可能在阅读她的书，甚至在遵循书中所建议的激素治疗方法，并认为自己只需要激素替代，而忘记了这本书中所提到的一切其他自然疗法。

完整的自然疗法不仅仅只是简单地补充激素，同样地，我不是仅给你一瓶药，祝你好运就完事了。完整的自然疗法在于探究潜在病因，并采用多种温和的方法帮助身体自愈。这就是为什么首先要采用本书中提到的所有其他方法的原因。就我的经验而言，80% 对生物同源性荷尔蒙替代剂疗法感兴趣的女性最终不需要它，因为饮食、生活习惯、减压以及适当补充营养素完全可以带来类似的疗效。

好吧，既然你已经阅读完了我的声明，那现在让我们来谈谈激素吧。

激素平衡不仅影响患抑郁症的概率，也会影响激素治疗是否有助于缓解围绝经期和绝经后症状。一个研究小组观察了女性一生患抑郁症的风险，发现卵泡刺激素（FSH）和黄体生成素（LH）的增加与雌激素的降低有关。一般来说，FSH 在年轻有月经女性中水平偏低（20 岁以下）并保持水平稳定。随着女性进入绝经期，它的水平就会上升。

FSH 水平升高不是负面的，正如绝经期不是一种疾病状态一样——不管传统医学如何看待这个问题。这是一个女性开始用创造力和新发现的智慧向前迈进的时期，这是由 FSH 水平上升造成的。我看到许多女性在此期间在绘画或其他艺术上获得蓬勃发展。在你的人生中出现过一位充满智慧和直觉力的中年女性吗？你在你自己身上感觉到这种直觉力了吗？如果有的话，不要低估它。这是非常真实的。当然，这也可能是一段情绪波动的时期，尤其是当一位女性不能或不被允许做她身体和大脑自然而然要做的创造性事情的时候。

读到这里，你可能会想到那些你一直想做但到目前为止还没能去做的有创造性的事。正如克里斯蒂安·诺斯鲁普（Christiane Northrup）博士在她的《女人的身体，女人的智慧》（*Women's Bodies，Women's Wisdom*）一书中提醒我们的："现在是她为失去年轻时未实现的梦想而悲伤，并为生命下一阶段的耕作做准备的时候了。"

随着更年期和荷尔蒙的变化，过去的心理和精神问题需要解决，因为实现梦想的新计划需要被创造出来。所有这些可以让以前快乐的人变得不那么快乐——特别是当他们觉得自己不能为生命下一阶段的耕作做准备的时候，这是可以理解的。

如果在此期间，你正在考虑使用激素替代疗法以及本书中的其他步骤，那可以问问自己以下几个问题：

- 过去需要解决和疗愈的问题是什么？需要放手的是什么？我的计划是什么？

- 当前需要疗愈的问题是什么？我认为什么途径可以解决这些问题？

- 我未来的梦想和目标是什么，以及我需要采取哪些步骤来实现这些目标？

激素替代疗法

虽然情绪和精神问题是绝经期女性情绪变化的主要因素，但还是让我们换个角度来谈谈这个话题。关于身体方面，在医学界，雌激素水平低被认为是导致情绪问题、潮热、骨质疏松（骨质流失）和阴道干燥的罪魁祸首。众所周知，雌激素可以增强血清素和脑源性神经营养因子（BDNF），这有助于提升情绪、维持大脑回路。许多研究表明，增加雌激素水平对情绪有好处。在一些接受抑郁症治疗的妇女中，雌激素替代疗法实际上也可以改善传统抗抑郁药的效果。

不幸的是，我们已经认识到激素替代疗法（HRT）并不那么安全。2002 年，妇女健康倡议（Women's Health Initiative）显示，虽然激素替代疗法降低了患结肠直肠癌和骨折的风险（这是好事），却不幸地增加了患心脏病、中风、血栓和乳腺癌的风险。这些合成激素的风险似乎超过了其益处，以至于这些常用处方激素的使用被大幅削减。此后，大部分医生停止采用激素替代疗法，导致乳腺癌发生率降低，每年只有约 1.4 万病例发生，这是乳腺癌发病率的首次下降。2009 年的一项随访研究显示，由于 HRT 的减少，卵巢癌的发病率下降了 20%~40%。

生物同源激素会不会更安全

虽然传统医学习惯使用合成口服形式的激素，但整体医学和自然医学界更倾向于使用透皮（通过皮肤吸收）和阴道（通过阴道内壁吸收）制剂。这些被称为生物同源激素，因为它们与女性体内的分子相同。

与口服形式的激素相比，透皮生物同源激素还有一大优点。口服形式的激素一般通过肠道系统直接进入肝脏。肝脏通过排出大量的性激素结合球蛋白（SHBG）来尽量吸收所有多余的激素。这种蛋白不仅结合雌激素和黄体酮，而且还可以结合许多其他激素，如甲状腺激素。因此，为了提高雌激素水平，口服激素会引起甲状腺功能紊乱，导致情绪低落。然而，透皮生物同源激素对肝脏的影响要小得多，因为此种用法的激素并不通过肝脏代谢。

有关现有的激素替代疗法和生物同源激素的研究得出以下结论：

- 单独使用雌激素（无论是天然的还是合成的）都将导致乳腺癌的发病率增加 10%；

- 雌激素与人工孕激素（合成孕酮而不是生物同源性激素）一起使用，乳腺癌的发病率会增加 40%，但可以保护子宫免于癌症；

- 雌激素与天然微粉化黄体酮（生物同源性孕酮）一同使用时，乳腺癌的发病风险会降低 10%；

- 使用任何激素替代品——天然的或合成的、口服的或透皮的，卵巢癌的发病率似乎都会增加 40% 左右。

如果你打算使用激素替代疗法，你和你的医生都必须考虑一下你个人患癌症的风险。回想一下你是否已经尝试过本书中所有其他天然疗法的建议。如果你已经做了一切你所能做的，那么生物同源激素可能是你下一步的合理选择。

天然和生物同源激素处方

如果你认为激素替代值得一试，那么你可能很想知道如何获取这些药剂。为了确定你需要哪种激素以及该种激素的最好形式，你可以去拜访一下你的自然疗法医生或其他类似的医生，他们可以给你做适当的检查。让你的医生给你检查一下目前你体内的雌激素、黄体酮、雄激素、脱氢表雄酮、硫酸脱氢表雄酮、性激素结合球蛋白等激素的水平，医生将根据你体内这些激素的水平来决定你是否适合使用激素。

下列测试是你必须要做的：

- 血常规检查：检测血液中的激素水平；

- 唾液激素检查：用你的唾液浸泡棉花型海绵，然后送到实验室进行分析；

- 尿激素检查：这个测试需要收集你 24 小时的尿液。它可能是所有测试中最准确的，因为它分析的是一天当中每时每刻你体内发生变化的所有激素。唾液和血液检查测定的是某一个时刻的水平，但尿液检查关注的是一整天的水平。

没有一种单项检查能告诉你一切，因为激素如此复杂，所以我认为最好进行这三项测试，以便获得最准确的数据。顺便说一下，任何一位医生告诉你他了解女性荷尔蒙并知道你需要什么，有一部分是在说谎，因为没有人能够完全理解这个复杂的系统。最好的办法是做一些你能做的检查，看看你的症状，然后做出可能的最好的决定。

基于检查结果，你的医生可能给你开一种含有三种天然雌激素（雌酮、双酯和三酯）、雄激素、脱氢表雄酮和天然孕酮的透皮乳膏。我强烈建议你向医生要求最低剂量的激素，监测你的感受，并在 1~2 个月内复检。如果你的情绪没有好转，可以根据你的表现症状以及血液检查结果慢慢增加一种或多种激素。

使用生物同源激素时的重中之重在于首先要遵从本书其他部分中概述的自然疗法建议，与你的医生密切合作，开始时尽可能使用低剂量，定期检查，最重要的是，关注你自己的感受。

适用于老年抑郁症患者的自然疗法

随着年龄的增长，生活中的喜怒哀乐都可能会影响我们的情绪。然而，我在老年患者身上看到了令人惊奇的智慧、勇气和感知，而这些是我在年轻患者身上看不到的。总的来说，老年人的力量和坚韧令人振奋。考虑到这些与衰老相关的尝试、磨难和困难，老年人实际上已经完全具备了适应因衰老而失去的能力，并且在许多研究中证明了这一点，我认为天然药物在促进这一过程中发挥了作用。

任何给老年人看病的医生都应该知道，药物不太可能对这一人群产生疗效，效应率仅为 30%。此外，超过 60% 的 65 岁以上的患者首次使用抗抑郁剂时会出现中度或重度的副作用。

但也有一些好消息：事实上，老年人患抑郁症的人数比年轻人少。美国的一项大型研究告诉我们，只有 10%~13% 的老年人患有抑郁症，而 60 岁以下的人患抑郁症的比率为 18.8%。此外，在患有抑郁症的老年人中，只有 5%~10% 的人在 60 岁以后首次出现抑郁症。这就意味着那些早期没有患抑郁症的人在 60 岁以后也不太可能得抑郁症。

老年人的症状

如果你是一位正在经历情绪低落的老年人，或者你正在照顾一位老年人，那么请务必记住，与年轻人相比，老年人抑郁的经历和症状会有所不同，这一点很重要。因此，老年人的抑郁症可能无法与抑郁症临床诊断的严格定义相提并论，而且通常不能用悲伤来表达。想想典型的脾气暴躁的老人，也许就是读这本书的你，这种行为更可能是抑郁症的症状，而不是个性特征。老年人身上常见的抑郁症状包括：

- 身体上的疼痛；

- 记忆问题或痴呆；

- 易怒和激动；

- 忧郁症；

- 粗鲁和刻薄；

- 感觉跟不上时代了；

- 不愿意适应环境；

- 谈到"想死"。

老年人抑郁症的影响因素

与患者打交道的经验告诉我，生活境遇（包括生活状况）、生活变化、健康威胁和经济状况在老年人的情绪中起到重要作用。明白这些道理并明确触发情绪变化的特定因素可以帮助患者和医生集中精力制订行动计划。

生活环境

生活环境有助于预测谁更有可能抑郁。生活在社区的 60 岁以上的人患抑郁症的概率为 1% ~4%，这个概率对任何人群来说都很低。生活在初级保健机构的老年人患抑郁症的概率为 6% ~9%。住院的老年患者患抑郁症的概率高达 12%，而长期生活在护理环境下的居民患抑郁症的概率为 12%~20%。从中可以得出，老年人最好保持健康，尽可能避免住院和长期护理，以获得最好的情绪。

社会心理因素

有许多社会心理因素可能导致老年人抑郁症的发病。如严重疾病、丧偶、进入疗养院、亲密朋友的死亡或疾病、因个人目标未能实现而失去生活意义，以及资源（金钱、感知到的所剩下的生命、认知功能或社会支持）的损失等生活事件都将会引起情绪低落。

退休、性别和财务

关于退休对老年人的影响的研究差异很大。尽管有一些研究表明，老年人因为不再工作而变得更快乐，但其他研究则表明不工作并未带来任何变化或情绪恶化。因此，退休是否对心情有利是按具体情况来分析的。我建议我的一些患者做一些兼职工作，这似乎对他们的心情有帮助。在不同时间退休的夫妇带来了一个额外的维度——妻子仍在工作的退休男子可能是最不容易抑郁的，而妻子已退休的工作中的男子往往是最容易抑郁的。在夫妻中，退休时的经济问题对男性更重要，而婚姻关系的质量对女性更重要。

宗教

有意思的是，研究人员对 87 名老年抑郁症患者进行了调查，其中约一半的患者正在接受心理治疗、服用抗抑郁药或两者的结合治疗。在这个评估中，预测病情改善的最好指标不是这些补救措施，而是患者的"宗教信仰"。这给我们一种感觉，即人们在生活中越多地融入某种宗教，他们对抑郁症的抵抗力就越强。

抑郁的老年人

西尔维娅是我遇到的第一批老年抑郁症患者之一。西尔维娅来我的诊所是因为她那非常有爱心的初级保健医生在过去几年里察觉到她情绪恶化，希望她开始服用抗抑郁药来阻止病情剧烈恶化。西尔维娅今年75岁，身体健康，对任何药物都不感兴趣，甚至她的医学博士女儿也无法说服她开始用药。

在接下来的半年里，我们讨论了西尔维娅在照顾她生病的丈夫和精神有问题的50岁的儿子时所经历的困难。我们也为她的与世隔绝感到悲哀，因为她没能见到那些远离城市或已过世的朋友。"时过境迁，一切都变了。"一想到她年轻时的家庭岁月和地位，她便不停地感叹道，从前她也是社会的中心以及家庭中的一把手。

我们尝试让她服用多种维生素和鱼油，并在此基础上轮流增加许多补充剂：SAMe、圣约翰草、5-羟色氨酸，还对她定期针灸。针灸似乎在一开始是最有效的，但其疗效在几周内就消失了。每次进行针灸治疗，我们都会谈到她在生活中遇到的挑战以及积极的一面。我们轮换了补充剂，因为西尔维娅偏执地认为那会产生一种副作用，这种副作用会导致她服用的剂量远低于推荐剂量，然后完全停止。她丝毫没有给它们发挥疗效的机会。

大约一年后，我收到了西尔维娅女儿的电子邮件。邮件中这样写道："只是想让你知道我妈妈昨天开始服用草酸艾司西酞普兰片了。我们一起去拜访她的治疗师和她的心脏病专家，她最终同意尝试服用药物，低剂量的药物和一些补充剂同时服用。我想昨天她已经开始用药了！感谢你对她的帮助。"之后，西尔维娅的病情大有好转。

我分享这个故事是想说，自然疗法或传统疗法是否有帮助不是主要因素。最重要的是要记住，对你或者对任何人来说，彻底治愈抑郁症的力量仍然取决于个人意愿，始于一种积极的信仰。

适用于老年抑郁症患者的天然营养补充

尽管本书之前的部分涵盖的信息也适用于老年人，但以下研究专门适用于老年抑郁症患者的疗法。

水

摄入充足的水也可能对老年人的情绪起到一定的作用。老年人的大脑 PET 成像显示，即使身体需要更多的水，大脑中扣带皮质过早地停止运行，也会导致身体停止对口渴的需求。这一发现有助于解释为什么老年人容易脱水。水是色氨酸进入大脑所必需的物质，色氨酸有助于增加血清素水平。如果你超过 60 岁（或任何年龄），喝大量的水是很重要的。

同型半胱氨酸

高同型半胱氨酸是心血管疾病的一个已知因素，在老年抑郁症中也起到一定的作用。检查血浓度是否过高并采用第 4 章中的建议对老年抑郁症患者可能有帮助。

维生素 D

特定人群可能有维生素 D 低的倾向，其中老年人维生素 D 低的发生率较高。更多维生素 D 的信息详见第 4 章。

镁过低和钙过高

低镁在老年人当中尤为常见，摄入钙过多或镁过少都与抑郁症有关。一项研究调查了抑郁症与这两种矿物质之间的关系，发现抑郁症患者的脊髓和血液中钙镁比值高于没有患抑郁症的对照组。一些文献表明，钙过高可能会导致缺镁，在这些情况下应该补充镁。考虑到老年人易患骨质疏松症，医生常常会让老人服用大量钙和维生素 D（增加钙吸收）。另外，为平衡情绪，也应该让老人服用大量的镁。更多关于镁的信息详见第 5 章。

乙酰左旋肉碱

我们在第 4 章中谈到左旋肉碱对情绪和能量的效益。乙酰左旋肉碱是肉碱的一种形式，它可以像神经递质乙酰胆碱一样增加大脑的能量。因此，乙酰左旋肉碱对抑郁症患者，尤其是老年患者有益。

乙酰左旋肉碱的剂量和毒性

在大多数研究中，使用的乙酰左旋肉碱的补充剂量为每日 1~3 克。乙酰左旋肉碱没有已知毒性。少数患者会出现轻度胃肠道不适和呕吐等症状。

按摩

临床上，按摩对减轻老年人焦虑有好处。

气功与太极

在一项关于老年人的气功疗法的研究中，让两组老人每天练一次气功，每次 10 分钟。与安慰剂组相比，练气功组的老人的焦虑、抑郁、疲劳、疼痛和血压均有所降低。对于这么短的练习来说，这是非常罕见的。更多关于气功的信息详见第 6 章。

中国的太极拳也许更有帮助，它将慢动作、深呼吸和冥想结合于一体。《美国老年精神病学杂志》（*American Journal of Geriatric Psychiatry*）中发表的一项研究调查了 72 名老年抑郁症患者，其中许多人多年来一直受到该疾病的困扰。这些人服用了草酸艾司西酞普兰片后仍然很抑郁，研究人员让他们上两个小时的太极课或两个小时的健康教育课，其中包括 10 分钟的简单伸展运动。10 周后，94% 的上太极课的老年抑郁症患者的情况明显有所好转，65% 的患者抑郁症消失了。健康教育组的老年患者的情况改善了 77%，51% 的患者病情复发。重要的是，太极组具有较好的身体机能、记忆力和思维能力。太极降低了炎症，这证实了太极有益于关节炎和纤维肌痛的相关研究。我认为这两个小组情况好转都与社会互动方面有关，这对于想疗愈身体的人来说非常重要。

银杏叶

虽然银杏叶可能对任何成年人都有益，但我发现它对老年人最有用，尤其是心血管疾病和心脏病导致的情绪变化——一种被称为血管性抑郁症的疾病。这种类型的抑郁症主要见于老年人，是由大脑的动脉系统急性或慢性损害引起的。在一项针对 400 名患有痴呆症和情绪问题的患者的试验中，研究人员让被试每天服用 240 毫克银杏叶提取物 EGB 761（一种特别研究的银杏叶）或安慰剂，长达 22 周。结果表明，银杏叶提高了思维和认知能力，减少了冷漠或漠不关心的感觉，缓解了焦虑、易怒、抑郁等情绪，以及睡眠问题和夜间行为问题。对一种小药草的功效来说，这真是太好了。

研究证明，银杏也有助于缓解抗抑郁药带来的常见的副作用，详情请参阅第 7 章。

银杏叶的剂量和毒性

银杏叶提取物（使用标准化的浓度为 24% 的银杏黄酮苷）剂量为 40~80 毫克，每日三次。银杏叶提取物毒性较低。近 10 000 人参与的 44 项试验显示，仅出现 34 例胃肠道轻度不适、头痛或头晕症状。相反，如果你看到银杏树，请记住，应当避开银杏果肉，它不适于制造药物——如果吞食银杏果肉，可能导致严重的过敏反应和胃肠刺激。纽约的街道上有很多银杏树，所以我在秋天会看到这些果实。这很有趣，因为它们散发出浓郁的芬芳，好像在说"离我们远点儿"，然而树叶看上去很美丽、很诱人。如果我们注意的话，就会发现大自然有着自己向我们解释事物的独特方式。

一些（尽管极少）研究表明，银杏不能与抗凝剂和血液稀释剂以及糖尿病药物、癫痫药物一同使用。

银杏的精气

银杏是一种具有强烈意志力和生命力的神奇植物。这是日本广岛和长崎被轰炸后人们种植的第一种植物。对许多患者来说，我发现它能够在人们承受沉重的压力和感觉"被炸毁"后，让人们变得坚定而充满力量。如果你也是这样，那么你可能需要尝试一下。

绿茶

绿茶（山茶）因具有抗氧化、抗炎、降血压等多种功效而闻名。据说僧侣喝绿茶是因为它能帮助他们通过放松提神来冥想。它含有丙氨酸———一种让人镇定的氨基酸。日本一项针对 1058 人的横断面研究结果表明，经常喝绿茶的老年人患抑郁症的概率较低。

　　如果你刚开始喝绿茶，我建议你尝试玄米茶，它将茶和美味的烤米饭结合在一起。有些人还喜欢茉莉花茶，因为干燥的绿茶中充满茉莉花的香气，使大脑感觉尝到了微甜的味道。每天喝三杯绿茶比较合理。尽管绿茶中的咖啡因含量远低于咖啡，但是对咖啡因敏感的人喝绿茶后可能会失眠。

译者后记

2019 年 1 月 20 日，今天是芝加哥几十年来最寒冷的一个周日。室外气温已降至零下 25℃。好在天空终于放晴了，久违的阳光照在我们的肩上，暖暖的。合上电脑，松了一口气，我们相视而笑，不约而同击掌欢呼："完成啰！"仿佛是两个刚刚通过考试的小女生拿到了满意的成绩单，满足而雀跃！

我们花了整整一年的时间，怀着对医学的敬畏之心，来翻译《抑郁的真相》这本书。一边译，一边活学活用，将本书中的多种治疗方法用于我们的医学临床实践，以验证疗效。之后又将翻译稿做了多次修改，今天终于大功告成。

老实讲，翻译这本书有一定的难度！因为本书中经过作者实践、证明颇有疗效的非药物治疗方案，连许多美国传统精神科医师都看不懂，更不会用。如何将一些专业的医学英文原句通过浅显易懂的中文，运用简单而直接的逻辑翻译出来，从而让国内的抑郁症患者不但有耐心读下去，而且还可以有勇气从床上艰难爬起来，迈出自助康复的第一步？这对我们来说是一个很大的挑战！我们埋头在百度、谷歌等网站上搜索了好些日子，却找不到一本类似的中文书籍可作参考，有些许沮丧，但更多的是庆幸：别人没有，我们有啊！这更坚定了我们翻译本书的初心：将我们多年来在美国留学行医所获得的知识理论和实践经验带回祖国，帮助国内更多的患者，摆脱疾病之苦。翻译美国科普医学好书，便是一种最快捷而又能让更多人获益的好方法。

这让我们回想起初次与本书作者相遇的那一幕：2017 年年末，在美国拉斯维加斯的世界抗衰老医学年会上，我们遇见了这位令人印象深刻的演讲者——本书作者彼得·博吉诺博士，他是美国自然疗法医生和针灸师。他提出了一个和传统精神医学完全不同的新颖观点：抑郁症和长期情绪低落常常源于身体的其他疾病，并不仅仅是大脑的化学物质失衡。它是由炎症、消化问题、营养吸收不良以及其他慢性疾病引起的，与此同时，患者又恰好碰上重大的意外生活事件，或长期承受压力又不得排解，最终引发了抑郁症。他指出了临床导致抑郁症的各种潜在原因，并给出了相应的非药物自然整体疗愈的解决方案。这是一个西方主流医学之外的独特声音！当时坐在场下的来自世界各地的医生们都全神贯注地听着、思考着。我们这两个勤奋的好学生更是忙着记起笔记来。直到演讲结束，会场响起了热烈的掌声，我们才发现各自的笔记本上已密密麻麻写满了好几页。在起身排队去参加作者的签售仪式时，我们异口同声地小声说："我们可以把他的书翻译成中文呀！"虽然我们都没有翻译英文书的经验，但直觉告诉我们：这是一个好主意！一定能帮助到国内的广大患者！

"可是，怎么开口跟作者提出这个要求呢？""哎呀，人这么多，若是他不答应怎么办？"我俩排着队窃窃私语，忐忑不安，不知不觉排到了我俩。这时已临近午餐时间，博吉诺博士显然累了，脸上的微笑已变得有些僵硬。难道是因为刚才在台上讲得太专注，现在突然放松下来，觉得饿了？还是签字、握手、拍照这些程序太枯燥？但当我俩诚惶诚恐地向他表达了我们想将他的这本《抑郁的真相》翻译成中文的愿望时，他疲惫的脸上瞬间绽放开了大大的笑容，露出两排整齐洁白的牙齿，眼睛亮亮的，闪着光，和一分钟前判若两人！是惊讶？是欢喜？是哪句话让他如此开心？仿佛受宠若惊？现在想来，有些不记得我们当时都说了些什么。但有一句我们至今记得，我们告诉他："中国有 14 亿人口，据统计，有 10% 的抑郁症患者正在遭受病痛的折磨，如果这本书可以翻译成中文，它将会影响一亿多的患者及其家人，改变他们的生活！"我们就差没说"博吉诺博士，你功德无量"了！哈哈！结果自然如我们所愿：博吉诺博士当然美滋滋地答应了。高兴之余我俩看看彼此，表情严肃起来：为了这一亿多患者离苦得乐，我们任重而道远啊！

这是一本科普书，更是一本改变大众对抑郁和情绪问题的传统观念的书。在美国，把心理疾病和情绪问题拿到公开场合讨论也是最近几年的事情。但是我们知道，现在国内许多人对抑郁症的了解是很片面的，甚至是负面的。因为不了解，社会上普遍对抑郁症患者有偏见，缺乏同理心和慈悲心。有的人认为抑郁症患者就是想不开，钻牛角尖；或者是能力差，意志消沉，不能应对压力。很多患者羞于承认自己患有抑郁症，硬扛着，更不敢告诉亲友，因为怕被嫌弃；不敢告诉同事领导，因为怕被看不起，会拖累别人，给别人带去负能量。正是因为这可怕的羞耻感，让患者不愿就医，或者虽去看了医生，服了药，但因为效果不好且副作用大，就轻易放弃了；或是稍有改善，又恐惧用药太久以后不好戒断，就自行停药，病情由此反复发作，自己备感煎熬。患者痛苦，他们的家人更痛苦！家人因为不了解抑郁症，而无法理解患者的痛苦，想帮忙，却常常帮倒忙！可谓看在眼里，痛在心里！

好在作者在书里给抑郁症"平反"了！作者认为，抑郁症是由炎症、消化问题、营养吸收不良以及其他慢性疾病引起的，和糖尿病、高血压等疾病一样，都属于慢性病。你会因为得了糖尿病而羞耻吗？当然不会！这一解释让抑郁症患者和家人可以松口气了，不必痛苦自责或怕被嫌弃了。作者更将传统医学与自然疗法和家庭疗法结合起来，制定了一套药物途径之外的抑郁症自我疗愈方法，其中包括抗炎食物疗法、顺势疗法、针灸、营养素及植物草药补充剂、正念疗法（瑜伽、冥想）、心理疗法，以及如何安全戒断处方药而无复发及副作用的治疗方案。这本书通俗易懂，更像是一本抑郁症患者的自助手册。患者按照书中的章节，由易而难，能做多少是多少。只要去做，就会有改善。

　　作者是一位非常有慈悲心和懂得换位思考的医者。他考虑到抑郁症患者注意力难集中，体力差，没有耐心和理解力去认真读大部头的书，因此他在本书的第 1 章中做出了一个智慧而贴心的决定：他简要列出了能让抑郁症患者立即行动起来的七件小事情，让他们可以从小的行动开始，做一件就获得一点满足感，第二天继续再去做第二件，由此慢慢增加体力、建立自信，这样才有足够的动力继续阅读下去，运用书中提供的工具来帮助自己。即便你还是有病耻感，暂时不愿告诉别人，那也可以先照着这本自助手册去悄悄采取行动，再糟糕的情形都会有改善的。

　　由于这本书的独特性，我们决定要找一位和作者气场和谐的出版人。

　　我们心目中的这位出版人不但需要有开阔的国际视野，乐于发现和传播新观念；更要有慈悲心和具有人文关怀的同理心；还得有热情和社会责任感。最终我们通过一位老朋友与中国人民大学出版社商业新知事业部取得联系，后面的相关出版事宜都那么地水到渠成，顺顺当当！

　　感谢本书作者博吉诺博士的信任和交托！译本忠于原著，我们尽量保持原著的思想和风格。但若是有翻译不当之处，还请读者朋友多多原谅和指正。我们真诚感谢那位老朋友，让本书得以有机会和中国读者见面，更感谢中国人民大学出版社商业新知事业部的编辑们！和他们一起工作，总被他们的专业和敬业态度所感染，我们真的很快乐！

为什么他们快乐而我不快乐？亲爱的读者，相信你读完此书，一定会从中找到答案。你还会迫不及待地开始尝试书中的自我疗愈方法！因为你比任何人都想得到久违的快乐。

在此刻，我们郑重地将这把打开抑郁黑色之门的钥匙交给你。请带上这本抑郁症自助手册，穿过抑郁之门，在医者之爱、出版人之爱、亲人朋友之爱、社会之爱的光芒里，踏上一条希望之路。在这条充满喜悦的路上，他们快乐，你也很快乐！

李晓露博士　徐逸庭博士
于美国芝加哥

HOW COME THEY'RE HAPPY AND I'M NOT?

ISBN：978-1-57324-580-7

Copyright © 2012 by Peter Bongiorno, ND, LAc

HOW COME THEY'RE HAPPY AND I'M NOT? was originally published in English in 2012. This translation is published by arrangement with Conari Press through Andrew Nurnberg Associates International Ltd.

Simplified Chinese edition copyright ©2020 by China Renmin University Press Co., Ltd.

China Renmin University Press Co., Ltd is responsible for this translation from the original work Conari Press shall have no liability for any errors, omissions or inaccuracies or ambiguities in such translation or for any losses caused by reliance thereon.

All rights reserved.

北京阅想时代文化发展有限责任公司为中国人民大学出版社有限公司下属的商业新知事业部，致力于经管类优秀出版物（外版书为主）的策划及出版，主要涉及经济管理、金融、投资理财、心理学、成功励志、生活等出版领域，下设"阅想·商业""阅想·财富""阅想·新知""阅想·心理""阅想·生活"以及"阅想·人文"等多条产品线。致力于为国内商业人士提供涵盖先进、前沿的管理理念和思想的专业类图书和趋势类图书，同时也为满足商业人士的内心诉求，打造一系列提倡心理和生活健康的心理学图书和生活管理类图书。

《战胜抑郁症：写给抑郁症人士及其家人的自救指南》

● 美国职业心理学委员会推荐。

● 一本帮助所有抑郁症人士及徘徊在抑郁症边缘的人士重拾幸福的自救手册。

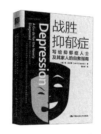

《天生不同：走进孤独症的世界》

● 对世界产生巨大影响力的孤独症知名人士、家畜权利保护学者经典著作。

● 打破对孤独症的刻板印象，揭示孤独症人士丰富的内心世界以及异于常人的天赋与思维方式。

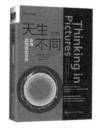

《与情绪和解：治愈心理创伤的 AEDP 疗法》

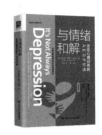

- 与情绪和解，与自我和解，与他人和解。
- 让你在受伤的地方变得更强大。
- AEDP（加速的体验性动力学心理治疗）创始人戴安娜·弗霞（Diana Fosha, Ph. D.）、AEDP 认证治疗师和督导师叶欢（H. Jacquie Ye-Perman, Ph.D.）作序推荐。

《情感失明：开启自闭症人格开关的脑科学实验》

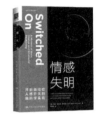

- 一场探寻自闭症患者大脑可塑性问题的科学实验。
- 一个关于情感本质感人至深的非凡故事。
- 揭开了大脑科学改变人类未来的帷幕。

《梦的力量：梦境中的认知洞察与心理治愈力》

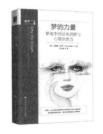

- 伴随我们一生的梦境在我们的情感和认知体系中扮演关键角色，帮助我们形成记忆、解决问题，保持心理健康。
- 梦境能够赋予我们探究私人问题和创意项目思路的洞察力。

《干掉失眠：让你睡个好觉的心理疗法》

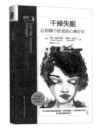

- 一本写给被失眠折磨到崩溃、熬夜到发指、天天都觉得好困的你的科学睡眠管理书。
- 基于心理学行为认知疗法，通过科学系统的睡眠管理方法与个性化治疗相结合，有效地帮助有各种失眠症状的人。